명상가이드 화리 &

함께하는 명상여행

A meditation journey together

화리(和理) 지음

도서출판 양 성 원

| 머리말 |

어느 평범한 사람이 수행을 일삼아 살아왔습니다.
출가자도 아니고 성직자도 아닙니다.
어쩌다 보니 명상을 하고, 몸 공부를 하며 무술과 기공에 심취하였습니다.
그로 인하여 여러 스승님들과 인연을 쌓았고 36년간의 경험을 바탕으로 '함께하는 명상여행'을 출판합니다.
20년 전 인월면 지리산 둘레길을 시작으로 실상사까지 걷기 명상을 하면서 산과 들, 해안가 등 여러 곳에 명상코스를 개발하였습니다.
혜진 스님을 주축으로 시작한 '법계자애관(法界慈愛觀) 걷기 명상'이 참가자들 중심으로, 전국에서 저와 같은 분들이 명상을 널리 알리고자 하고 있음을 알고 있습니다.
저 또한 혜진 스님과의 인연을 시작으로 대구 근교 비슬산, 팔공산, 가창 최정산, 영천 나무와 학교 등에서 명상프로그램을 진행하고 있습니다.
많은 체험과 경험을 바탕으로 이번에는 책으로 만나보려 합니다.

'함께하는 명상여행'은 각박하고 불안한 생활을 벗어나 힐링할 수 있는 시간을 만들어 줄 것입니다.
컴퓨터 앞에 있거나 육체적 노동을 할 때, 산책하거나 잠시 여유를 가질 때 책을 통해서 명상여행을 하면, 일상에서 벗어난 힐링의 시간이 되며 잠시라도 일상의 활력을 찾게 될 것입니다.
기초가 되는 감각 명상을 조금씩 익히다 보면 어느새 감사 명상, 자애관(慈愛觀) 명상에 이르게 됩니다.
저자는 오프라인에서 모든 프로그램을 직접 체험하고 느낄 수 있도록 문을 열어 준비하고 있습니다.
책이 아닌 걷기 명상을 통하여 직접 만나길 바랍니다.

명상 가이드 화리(和理)

| **차례** |

제1코스

명상의 기본 "감각 명상"

제2코스

행복한 우리

제3코스

감사한 우리

제4코스

소중한 우리

제5코스

修身平心

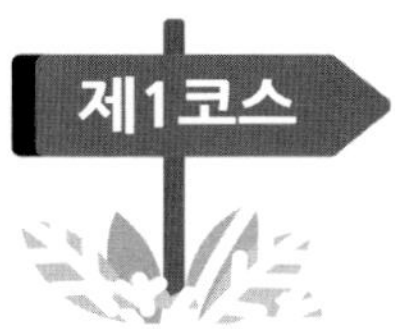

명상의 기본

"감각 명상"

명상1

시선은 아래로 코끝을 보듯, 눈은 가볍게 감습니다.
'지금, 여기' 보여지는 것이 무엇인가.

시간과 장소에 상관없이 잠깐의 여유를 갖고
잠시 눈을 감으며 고요히 마음을 눈으로 가져옵니다.
눈을 감았을 때 무엇을 볼 수 있을까요?
보이는 것이 없습니다.
보이는 것이 없는 그 눈에
조용히 집중해 보면 어둡지만은 않습니다.
검은 어둠 또는 다채로운 빛과 섬광이 보여집니다.
그렇게 보여지는 것을 관찰하며
마음을 '지금, 여기'로 가져옵니다.
잠시 1분 또는 5분, 그 시간 동안 나는
온전히 눈을 통하여 깨어 있습니다.

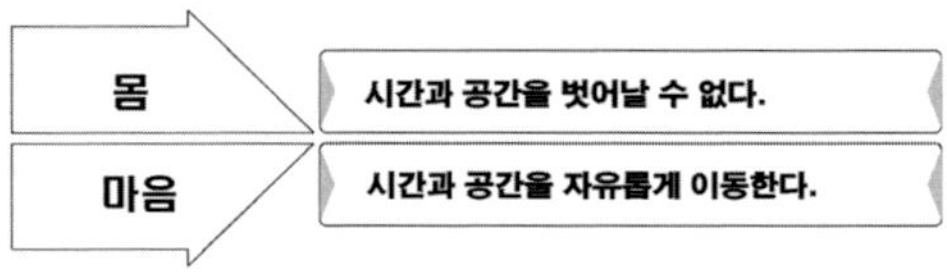

★ 깨어 있음 : 지금 여기 몸과 마음이 함께함

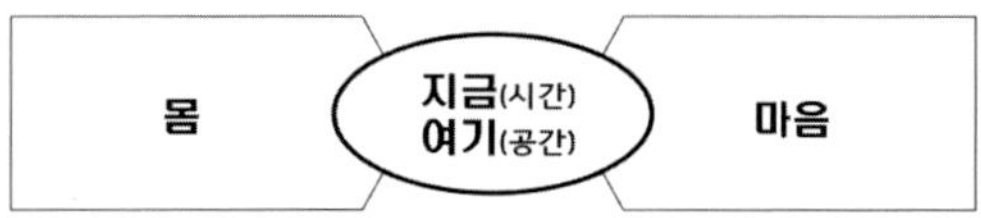

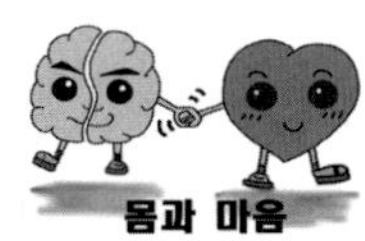

<u>핵심 추구 => 깨어 있기</u>

명상2

'지금'이라는 시간!

'여기'라는 공간!

들려짐을 듣습니다.

듣고 싶은 것 말고, 생각과 판단은 잠시 미루어 두고

'지금, 여기' 들려지는 것이 무엇인가?

조용히 소리에 집중해 봅시다. 이런 소리, 저런 소리.
지금 여기 들려지는 소리를 따라가 봅시다.
꽤 많은 소리들이 오가고 있을 것입니다.

이번에는 소리가 아닌 귀에 집중해 봅시다.
소리를 따라가지 않습니다. 소리를 찾지도 않습니다.
지금 이 순간 귀에 들려지는 소리를 있는 그대로 관찰할 뿐입니다.
이렇게 귀를 통해 마음을 가져옵니다.

들려지는 소리에 생각, 판단하지 말고, 소리를 붙잡지 않으며 흘러가는 소리를 그대로 관찰할 뿐입니다.

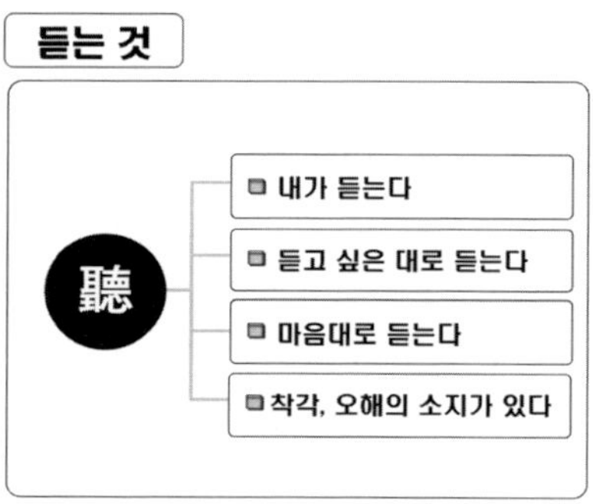

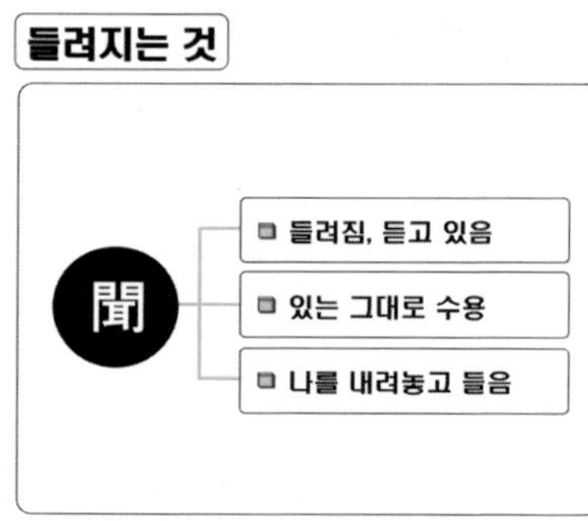
들려지는 것
聞
들려짐, 듣고 있음
있는 그대로 수용
나를 내려놓고 들음

명상3

콧속, 바람 오가고

오는 바람 뒤따라 느껴보고

가는 바람 뒤따라 느껴봅니다.

코끝에서 바람을 느껴봅시다.

코와 윗입술 위로 차가운 바람, 훈기가 느껴지는 바람이
들어오고 나감을 느껴봅시다.

인위적으로 호흡을 만들지 않습니다.
호흡이 들어올 때, 들어오는 호흡을 뒤따라가며 바람을 관찰하고,
호흡이 나갈 때, 나가는 호흡을 뒤따라가며 바람을 관찰합니다.

지금 이 순간 호흡이 들어오는가? 나가는가?
지금 이 순간 바람이 들어오는가? 나가는가?

깨어 있음

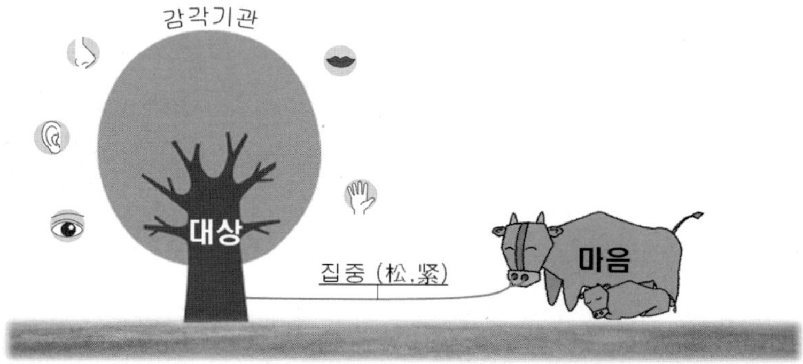

깨어서 감각 보기

일상 속에서 감각 기관을 다룰 때 과거에 경험하고, 학습하고, 체험했던 내용을 바탕으로 보고, 듣고, 감각 합니다.
깨어서 감각 보기는 다섯 가지의 감각 기관과 감각이 접촉되는 조건에 따라 느낌이 발생됨을 알아야 합니다
외부적인 접촉으로 발생되는 느낌의 일어남과 사라짐을 관찰자의 입장에서 관찰합니다.
보여지고, 들려지고, 감각 되어지는 독립된 '나'로서 조건 따라 일어나고 사라지는 변화를 있는 그대로 알아차리고 또렷이 깨어 관찰합니다.
또렷이 깨어 있으며 전신을 느슨한 상태로 유지하면, 그 상태만으로도 평온한 휴식을 얻을 수 있습니다.

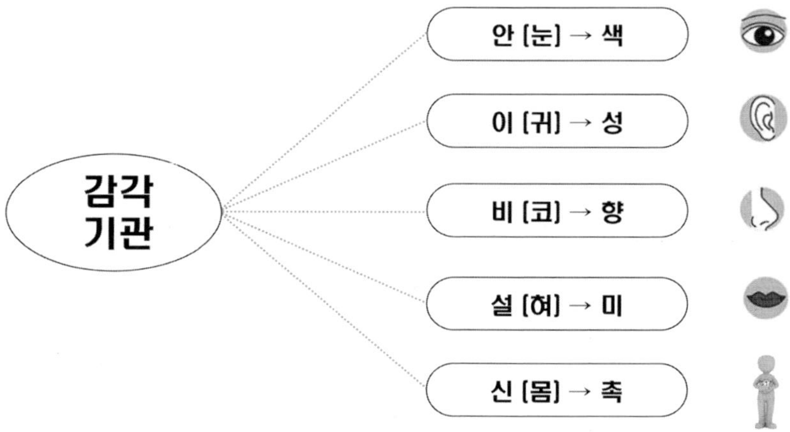

✓ 동 · 서양을 막론하고 모든 학문과 수행은
[안, 이, 비, 설, 신] 을 통하여 이루어진다.

명상4

머리를 비우며 크게 한숨 내쉬고

가슴을 비우며 크게 한숨 내쉽니다.

잠시 편안함과 평온함을 느껴봅시다.

느낌은 항상 일정하지 않습니다.

매번 익숙했던 상황도 항상 같은 느낌으로 다가오지는 않죠.

어느 때는 나도 모르는 사이에

성냄이나 우울함에 오랜 시간 빠져 있을 때도 있습니다.

어느 때는 까닭 모를 불안, 공포 등에 휩싸이기도 합니다.

하지만 이러한 감정은 항상 같은 느낌은 아닙니다.

지금 이 순간 크게 한숨 내쉬고

편안한 가운데 가슴이 평온해짐을 느껴봅시다.

어떤 느낌인지 억지로 찾지 않습니다.

그저 길게 숨을 한 번 내쉬고 느낌을 관찰해봅니다.

명상5

느낌은 느낌일 뿐!

누구라도 이런 상황에서는

나와 같이 느끼고 공감할 수 있습니다.

하지만 느낌은 느낌일 뿐!

실상과 다를 수 있습니다.

그러므로 느낌에 집착하는 것은 착각과 오해를 만듭니다.

어떤 상황을 대할 때, 일어나는 느낌은

그 상황 이전부터 전개되었거나,

그 상황과 동시에 발생했을 것입니다.

좋은 느낌이든, 싫은 느낌이든, 그저 그런 느낌이든

주관적인 것일 수밖에 없습니다.

하지만, 느낌에 빠져 있을 때는 그 느낌이 나와 동일시됩니다.

이렇게 동일시되는 순간

좋은 것에 대한 갈애(渴愛)와 취착(取着)이 일어나며
싫은 것에 대한 성냄이 일어나게 됩니다.

그렇다고 좋은 것을 좋아하지 말라는 것은 아니며
싫은 것을 싫어하지 말라는 것은 아닙니다.
그저 한 걸음 물러서서
"좋은 느낌을 느끼고 있는 것"을 있는 그대로 관찰하고,
"싫은 느낌을 느끼고 있는 것"을 있는 그대로 관찰하며
"좋지도 싫지도 않은 느낌을 느끼고 있는 것"을 있는 그대로 관찰합니다.

이렇게 느낌이 일어날 때, 느낌이 일어나는 현상을 있는 그대로 관찰하며, 마음을 '지금 여기'로 가져옵니다.
느낌이 사라질 때, 느낌이 사라지는 현상을 관찰하며, 마음을 '지금 여기'로 가져옵니다.
어떤 느낌이 일어나든 있는 그대로 관찰할 뿐입니다.
즐거운 느낌이든, 괴로운 느낌이든, 즐겁지도 괴롭지도 않은 느낌이든, 느낌을 있는 그대로 관찰하며 마음을 지금 여기에 머물게 합니다.

좋은 느낌도 괴로울 수 있다!

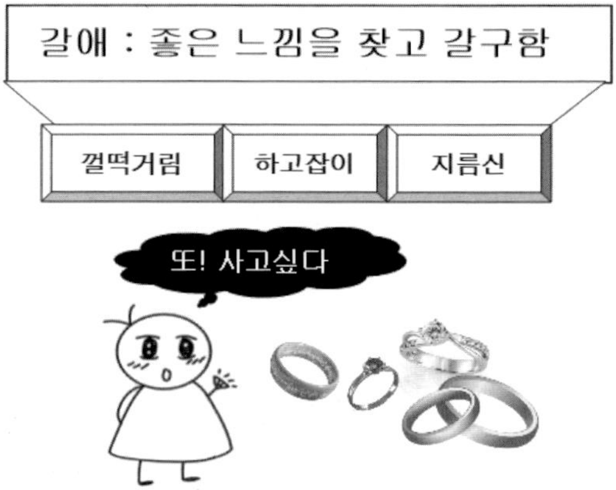
갈애 : 좋은 느낌을 찾고 갈구함
껄떡거림
하고잡이
지름신
또! 사고싶다

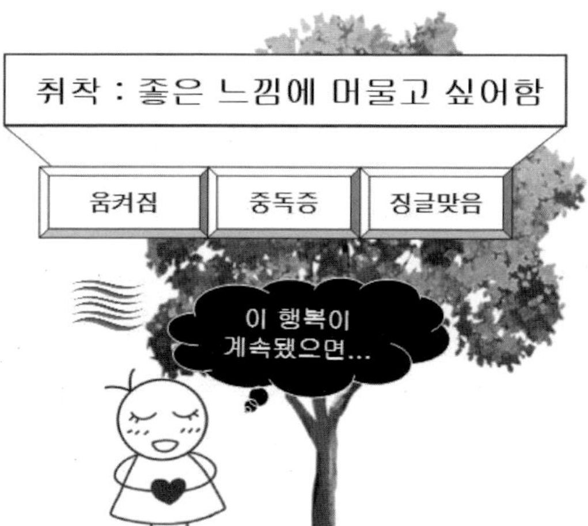
취착 : 좋은 느낌에 머물고 싶어함
움켜짐
중독증
징글맞음
이 행복이
계속됐으면...

느낌	깨어 있기
좋은 느낌	좋은 느낌을 좋아하며 좋아하고 있음에 깨어 있고
설레임	설레임을 기대하며 설레임을 느끼고 있음에 깨어있고
싫은 느낌	싫은 느낌을 싫어하며 싫어하고 있음에 깨어있고
짜증남	짜증남을 알고 짜증을 느끼고 있음에 깨어있고
안타까움	안타까워 함을 알고 안타까워 하고 있음에 깨어있고
멍청함	멍청하게 있음을 알고 멍청하게 있는 느낌에 깨어있고
화가남	화가 남을 알고 화가 나고 있음에 깨어있고
즐거워함	즐거움을 느끼며 즐거워 하고 있음에 깨어있고
기뻐함	기뻐함을 알고 기뻐하고 있음에 깨어 있고
근심걱정함	근심 걱정함을 알고 근심 걱정하고 있음에 깨어있고
슬프고 우울함	슬프고 우울함을 알고 슬프고 우울해 하고 있음에 깨어있고
겁나고 두려워함	겁나고 두려워함을 알고 겁나고 두려워 하고 있는 느낌에 깨어있고
놀람	깜짝 놀랐다는 것을 알고 깜짝 놀라 경황이 없음의 느낌에 깨어있고
애착함	지나치게 애착하고 있음을 알고 지나치게 애착하는 느낌에 깨어있고
조급해함	조급해 함을 알고 조급해 하고 있는 느낌에 깨어있고

문제는 성냄을 모르고 화를 내며 (시기,질투,인색,원망,불만, 못마땅함)두려워함을 모르고 조급해 하며 기쁜 일을 기뻐함없이 지나가며 스스로의 느낌이 어떻게 반응하는지 모르고 살아간다. 이러한 삶은 참 재미없다. 한 시간에 한번씩 깨어 있기

진정 꽃은 피고 짐에 걸림 없다

여기서 끝내자
그래도 끝나는 것은 없다.

이젠 끝났다 해도
어느새 다시 그 자리에 와 있다.

지난 봄 꽃잎 한잎 두잎
떨어짐이 아쉬웠다.
지금 다시 꽃잎 영글어
떨어짐을 보고 있다.

아쉬움도 설렘도
모두 나의 몫일 뿐!
진정 꽃은 피고 짐에 걸림 없다.

갈증

숨 쉬는 그 자체로도
나는 이미 가진 것이 있다.
말하는 그 자체로도
나는 이미 이룬 것이 많다.

문제란!
숨을 쉬되
숨 쉬고 있음을 잊고
말을 하되
그 말을 망각하며
코와 입은 항상 무엇을 담으려 갈구한다.

보되 보이지 않고
듣되 들리지 않으니
눈은 항상 새로운 볼거리를 찾고
귀 또한 흥미 거리를 채우고 싶은
갈증에 괴롭다.

평정해(平靜海)

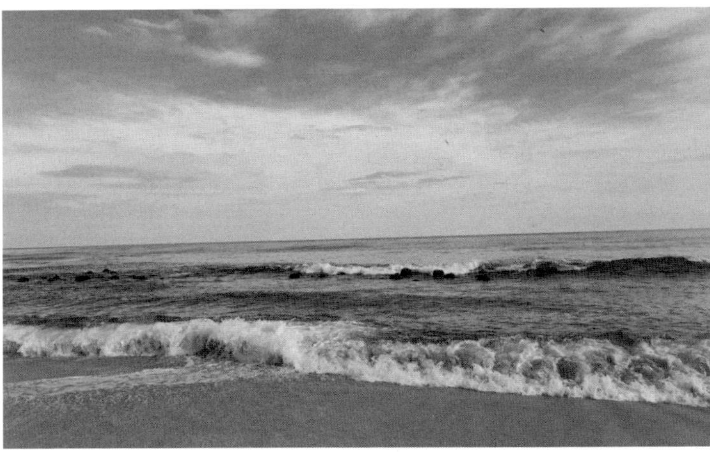

끊어질 듯 이어져 하얗게

부서지는 파도

수면 아래 펼쳐진 물고기들의

파라다이스

이 어지럽고 복잡한 즐거움을 품고
수평선은 끊기거나 흩어짐 없이
하늘을 둘로 나누고 있다.

멀리서 보면 지루하도록 평정(平靜)한 바다
가까이 가면 그 도도함은
파도 속에 산산이 부서진다.

관계 & 공감

인간(人間)이라는 명사를 해체하여 보면, 사람(人)과 사이(間)로 합성되어 있습니다.

"사람(人)이라는 독립된 존재가 모든 대상과 사이(間)를 두고 관계를 이루며 살아간다."

이렇게 사람에게는 관계와 사이가 너무 중요한 부분입니다.

부부지간, 부자지간, 사제지간, 친구지간 등

많은 사람과 사람의 관계들이 사회라는 인간 세상을 이루고 있습니다.

관계를 이끄는 힘은 적절한 거리입니다.

이 적절한 거리의 사이가 무시되면 그 관계는 서로 불편한 관계가 됩니다.

거리가 너무 가까우면 월권(越權)을 범할 수 있고, 너무 멀리하면 인연에 대한 책임을 못하여 방임(放任)하게 됩니다.

그래서 불가근불가원(不可近不可遠)의 적절한 사이의 거리가 필요합니다.

사이의 적절함을 이루는 그 첫 번째 조건은 서로에 대한 존중입니다. 상대방에 대한 존중은 나 자신을 스스로 존중하는 마음에서부터 시작됩니다.
자기 자신에 대한 소중함을 자각하고 스스로 존중할 때 상대방도 존중할 수 있겠지요.
자신에 대한 소중함과 존중이 없다면, 대상에 대한 소중함과 존중을 어떻게 나눌 수 있겠습니까.
나 자신이 소중한 만큼, 다른 사람들도 그 스스로 자신이 소중하다는 것을 인정하고 서로 존중해준다면, 그 사이에서 적절한 거리를 찾고 좋은 관계를 유지할 수 있을 것입니다.
이렇게 소중함과 존중의 마음으로 모든 대상과 소통한다면 서로의 다름과 부족함까지 인정하고 수용할 수 있을 것입니다.

두 번째 조건은 서로 존중하며 공감할 때, 우리는 서로에게 큰 에너지를 전할 수 있습니다.
공감은 '나'를 '우리'로 만드는 힘이 있습니다.
공감에는 시간과 공간을 초월하여 서로 소통할 수 있는 마음의 능력이 있습니다.

옛날 어느 가수가 불렀던 노래를 지금 내가 흥얼거리는 것은 과거의 그와 지금의 내가 노래를 통하여 공감하고 있는 것입니다.
또 어느 화가가 그린 암울했던 세월호 사고에 대한 그림을 보며, 그 가슴 쓰라린 마음을 화가와 공감하게 됩니다.
공감 능력은 인간의 성장에 꼭 필요한 요소입니다.
공감 능력을 잃어버리는 순간 인간관계 속에서 에너지를 받을 수 없습니다.
사람은 생명유지에 필요한 에너지를 음식을 통해서 얻지만, 인간적 성장을 만드는 에너지는 공감을 통하여 얻어집니다.
만약 공감 능력이 없다면 인간의 무리에서 멀어질 수밖에 없고, 인성 함양에 커다란 문제가 발생되며, 인격장애를 겪게 될 것입니다.
이렇게 공감이란 사람과 사람 사이에 꼭 필요한 요소입니다.
좋은 관계를 유지하려면 '어떻게 공감할 수 있을까요?' 하는 생각으로 꾸준히 노력하는 것이 너무도 중요합니다.

명상을 통한 공감 방법의 첫 번째는 나를 내려놓고, 보고 듣는 것입니다.
여기서 '나를 내려놓는다'라는 뜻은 나의 앎, 나의 생각, 나의 판단 등을 내려놓고, 있는 그대로 보며, 상대가 말하는 소리를 통하여 그의 마음이 들려지는 것입니다.

명상을 통한 두 번째 공감 방법은 서로 존중하는 것입니다.
나를 존중하고 대상도 나와 같은 존재임을 알고 존중하는 것입니다.
위의 두 가지를 갖추고 대상을 대할 때 서로 공감할 수 있는 부분이 많아질 것입니다.
하지만 정도(正道)를 벗어난 일에 공감을 끄집어낼 필요는 없습니다.
바른길, 즉 정도(正道)가 무엇이라고 규정지을 필요도 없습니다.
각자가 가지고 있는 훌륭한 인품과 양심을 믿으세요.
그것보다 더 훌륭한 정도(正道)의 규정이나 제도는 없습니다.

이렇게 존중의 마음으로 나를 내려놓고 보고 듣는다면
다른 누구와도 공감을 끄집어낼 수 있습니다.
하지만 그 공감 또한 느낌일 뿐이지요.
느낌은 어디까지나 느낌일 뿐입니다.
이미 진리를 깨달은 성인들과 공감하지 않는 이상 우리가 서로 나누는 공감이란 느낌일 뿐입니다.
따라서 자신을 성장시키기 위한 공부는 본인보다 인품이 뛰어난 대상과 공감할 수 있는 능력을 키워가는 것이 중요합니다.
공감의 대상이 거룩하신 성인들이라면 분명 우리의 인성도 그들과 가까운 경지에 이르지 않을까요!

명상6

옳지 않은 것은 멀리하고

옳은 것은 따른다.

내 입장에선 항상 내가 옳다.

상대도 그의 입장에선 그 자신이 옳다.

다만 서로 입장이 다를 뿐.

제각기 추구하는 정의가 다를 때,
또는 통용되는 상식이 다를 때, 서로 충돌이 일어날 수 있습니다.
이럴 때 나의 옳음을 이해시키려는 의지를 갖는 것은 중요한 일입니다.

하지만 나만 옳다는 판단은 집착과 고집을 만듭니다.
누구나 본인 입장에서 항상 옳음을 위해 최선을 다할 뿐입니다.

명상7

그도 그 나름대로 그럴만한 이유가 있다.

나도 나 나름대로 그럴만한 이유가 있다.

틀린 것은 없다.

서로 다를 뿐!

알고 있다는 것은

알고 있는 것 외에 다른 것은

모른다는 의미일 수도 있습니다.

타인이 나의 앎의 틀을 벗어난 주장을 할 때,

다름으로 받아들인다면, 인정과 소통이 수월해집니다.

하지만 틀림으로 받아들이면,

의견의 부딪힘을 풀어내기가 어렵습니다.

서로 자기의 주장이 강해지면 불만을 만들고,
불만은 불안을 만들며, 불안이 길어지면
알 수 없는 성냄과 우울함의 원인이 됩니다.
생각을 만드는 내적인 요소는 사람마다 제각기 다릅니다.
외부적인 대상을 대할 때 각자 어떤 내재 된 성품을 가지고
인식하는지에 따라서 제각기 다른 생각을 만듭니다.
이러한 생각은 현상을 인식할 뿐입니다.
실상을 알 수는 없습니다.
하지만 각자 가지고 있는 앎의 정보를 벗어나서 사물을 인식할 수는 없습니다.
따라서 우리는 알고 있는 대로 현상을 생각하고 판단합니다.

다시 말해서 앎의 틀 안에서 대상을 보고 생각하고 판단한다는 것입니다. 이 틀은 그 사람이 살아온 삶의 역사이기도 합니다.
그 '틀'이 서로 다르다는 관점에서 인정하고 존중한다면, 생각의 방향은 갈등을 풀어내어 감소시키는 결과를 만들 것입니다.

생각은 어디까지나 생각일 뿐입니다.
실상과는 다를 수 있습니다.

옳고 그릇됨이 아닌 다름이다.

내 입장에서 항상 내가 옳다

1. 견해의 차이
2. 이익의 입장 차이
3. 종교의 입장 차이
4. 이념적 입장 차이
5. 생각의 입장 차이
6. 삶의 조건의 입장 차이

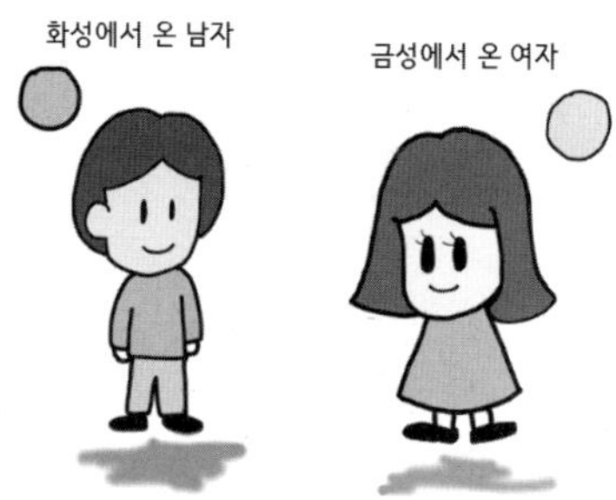

제2코스

행복한 우리

행복 하자

"당신은 행복하십니까?"

참~! 대답하기 힘든 질문입니다.

"네!. 행복합니다!."라고 선뜻 대답은 했지만, 스스로 다시 한번 되묻게 됩니다.

'나는 정말 행복한 것일까?'

그렇다면 행복이란 무엇일까?

거룩한 가르침은 이렇게 말씀하십니다.

인간이 지향하는 삶의 목표는 '행복'입니다.

자세히 말하자면 세 가지 행복을 추구합니다.

첫째는 현생의 행복.

둘째는 내생의 행복.

셋째는 궁극적 행복.

첫 단추를 잘 잠가야만 모든 것이 순탄하듯이
현생을 행복하게 잘 살아야만 내생의 행복도 기대할 수 있고
더 나아가 현생에 이루기 힘들지라도 다음 생 아니면 그 다음 생에서라도 열반 해탈할 수 있는 행복에 이르기를 기대해 볼 수 있습니다.

그렇다면 현생의 행복은 무엇일까요?
감각적 욕구를 충족할 때 오는 즐거운 느낌이 행복일까요?
나는 맛있는 음식을 먹을 때 느끼는 즐거움을 알고 있습니다.
또, 보고 싶은 대상을 볼 때의 설렘이나 기쁨을 알고 있죠.
그리고 그렇게 갖고 싶었던 생애 첫 자동차를 샀을 때, 그때의 기쁨도 알고 있습니다.
진정 사랑하는 여인을 아내로 맞이했을 때의 기쁨도 알고 있습니다.
내 집을 마련했을 때의 기쁨과 딸들이 태어났을 때의 기쁨도 알고 있죠.
이렇게 나열하고 보니 정말 나는 행복한 사람입니다.
하지만 이러한 결과를 만들기 위해 스스로 감수했었던 힘든 날들도 많았죠.
그런데 오히려 힘들었던 날들이 진정 행복했다고 느껴지는 것은 왜일까요?
무일푼으로 시작했던 결혼생활, 외풍이 있는 단칸방에서 서로의 체

온을 난로 삼아 살았지만, 그 시절 참 행복했습니다.
그때는 내 집이 있다면 더 행복할 것만 같았었는데.
지금은 내 집에 살고 있음에도, 그 시절이 더 행복했던 것 같은 이유는 무엇일까요?
행복은 욕구를 충족했을 때, 즉 결과를 만들었을 때를 기준으로 한다면 결과 뒤에 다시 이어지는 또 다른 욕구 때문에, 시간이 지남과 동시에 일어나는 또 다른 욕구를 충족하기 위해서 다시 자신을 채찍질합니다.
다른 욕구가 없다고 하더라도 결과에 만족하는 시간은 계속 이어지지 않기에 시간이 흐르면 행복한 느낌은 사라집니다.
이렇게 끊임없는 갈애와 취착이 우리를 기다리고 있습니다.
따라서 욕구를 대상으로 만든 결과는 완성된 행복이라고 보기에는 부족함이 있습니다.
하지만 '그것은 행복이 아니다'라고 말할 수 없습니다.
저처럼 세속의 입장에서는 '이것이 즐겁고 기쁘기에 행복이다'라고 말합니다.
하지만 그러한 결과 뒤에 따라오는 갈애와 취착의 과정 때문에 '이 행복은 괴로움에 속하는 행복이다'라고 말합니다.
그래도 '나는 행복하다'라고 말할 수 있습니다.
내 삶의 화살은,

정확하게 행복이라는 과녁을 향해 이미 발사되었습니다.
아직 과녁에 명중하지는 않았지만, 행복을 향해 날아가고 있습니다.
그래서 살아가는 과정이 순간순간 행복합니다.
행복을 이루었기에 행복한 것이 아니고,
행복을 이야기하고 행복을 향해 나아가며
노력하는 나의 도반들이 있기에 행복합니다.
지난 과거를 돌이켜보면 매우 힘들었던 시절들이 있었지만,
지금 내가 행복하기에 힘들었던 시절들은 내 삶의 훈장입니다.

출가자들의 행복은 '깨달음'이라 하지만, 속인의 행복은 삶의 과정에서 찾습니다.
아내가 첫 아이를 가졌을 때 아이가 태어나기 전부터 불러오는 아내의 배를 보며 행복했습니다.
아내의 출산과정에서는 기대심과 두려움이 있었고,
아내의 고통과 수고스러움으로 아기가 태어나서 그 아기를 처음 보았을 때는 세상을 다 가진 듯한 기쁨과 행복이 있었습니다.
출산을 기다리는 두려움 또한 행복한 두려움이었죠.
또 다른 힘들고 아픈 시절도 있었지만, 그 과정 또한 행복이었습니다.
아버지의 마지막을 지켜봐야 했던 안타까운 상황도 있었지요.
아버지를 사랑하는 만큼 놓고 싶지 않았고,

내가 할 수 있는 한 최선의 노력을 다했습니다.
그 과정에서 난생처음 아버지와 소중한 마음을 나누기도 했습니다.
그렇게 힘든 시간을 같이 보내며 어쩔 수 없는 상황을 인정하고 마침 내 아버지를 저세상으로 보내드리고, 한동안 슬픔에 빠져 있던 날들.
하지만 지금 생각해보면 그때가 '불행했었다.'라고 말할 수만은 없습니다.
시간의 흐름 속에 영원할 수 있는 것은 없는 것이니까요.
아버지의 죽음은 힘들고 마음이 아팠지만,
그 과정에서 아버지와 나누었던 가슴 저린 부자애(父子愛)
그 순간순간을 어찌 불행이라고 말할 수 있겠습니까?
그래서 긴 인생의 각 과정을 사는 속인은 행복합니다.
이미 과녁은 정해져 있고 화살은 행복을 향해 날아가고 있습니다.
그래서 행복합니다.

딸들아 행복 하자

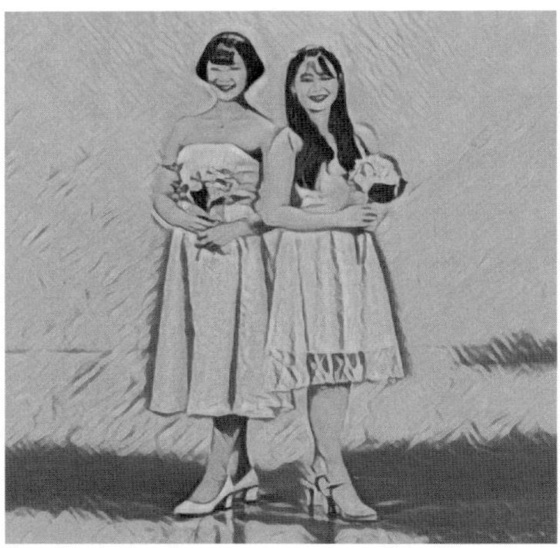

유달리 아빠와 친한 우리 딸들아!

너희들의 존재는 엄마, 아빠에게 있어 큰 축복이다.

아빠는 너희들과 시간을 보내는 것을 매우 좋아하지.

이것은 아빠의 어린 시절~

할아버지, 할머니 관계에서 아빠가 남모를 아픔이 있었기 때문에 그 결과로 우리의 관계가 남다른 것 같다.

아빠의 어린 시절이었던 80년대 초반에는 시골에 살던 많은 학생들이 공부를 위해 도시로 전학 가는 일이 많았었지.

아빠가 초등학교(그 당시에는 국민학교로 불리었다) 5학년 때, 도시의 학교로 전학을 갔고, 그 이후로 쭉 부모님께서 계시지 않는 환경 속에서 생활했단다.

그렇게 지금 이 나이까지 부모님과 떨어져서 살아야 했어.

그래서 나는 너희들에게 부모의 역할에 대한 보상심리가 있지.

딸들과 같이 여행도 가고, 영화도 보고, 너희들이 자주 가는 피자집에서 식사도 하고, 특히 큰딸과는 함께 힙합을 들으며 같이 춤도 추고 같이 즐겼지.

우리 작은 딸과는 같이 운동하며 땀 흘릴 때,

아빠는 가슴 찡한 감동을 많이 받았었단다.

이것은 아빠가 좋아서 하는 것이었지 너희를 위해 특별히 아빠가 희생하는 것은 아니었다.

너희가 세상을 살아가는 데 있어 아빠가 조언을 좀 한다면,

앞으로 힘들게 겪어 내야 할 일들이 많을 거란다.

왜냐하면, 어른들이 짜놓은 세상의 시스템은 너희들이 학교에서 배웠던 것처럼 공평하고 정당한 것만은 아니기 때문이다.
너희들은 항상 정답이 있는 공부를 해왔고, 그 답을 찾으면 맞고 답을 찾지 못하면 틀린 것이라고 배웠었지.
이미 알고 있겠지만, 앞으로 너희들이 겪게 될 세상은
답이 없는 어쩔 수 없는 상황도 있고,
답이 여러 가지인 상황도 있고,
답은 알지만, 그 답을 쓰면 안 되는 상황도 있단다.
참으로 이해하기 어렵고 부당함을 느끼며
직접 겪게 되면 원망스럽기도 할 것이다.
어떤 답을 쓰던, 결과가 어찌 되었던,
세상을 겪어내면 훗날 알게 되는 답이 있단다.
그래서 어떤 상황이든 그 상황을 잘 겪어내면 그것이
정답이라고 할 수 있단다.
또 어쩔 수 없는 것은 어쩔 수 없는 것이 정답이다.
참으로 답답하지?
답답함을 느낀다면 그것 또한 정답이란다.
우리가 사는 세상은 긴 세월 동안 이어오면서 인류가 만들어 놓은 틀이 있단다.
그것은 전통관습이나 전통가치관을 바탕으로 세워진, 윤리, 도덕, 규범, 법, 등이지.

이 틀을 함부로 무시하면 그 대가가 따라온단다.

하지만 그것들도 절대적인 것은 아니란다.

그 안에는 여러 모순이 들어있지.

인간이 만든 것이라서 어쩔 수 없단다.

너희가 학교생활을 하며 간혹 선생님들의 행동에서 느꼈을 부당함과 비슷하지.

하여 규정이나 규칙, 규범들도 그 의도가 어디에 있었는지 생각할 필요가 있단다.

물론 사람들의 행복을 추구하는 방향이라고도 할 수 있지.

하지만 천인천법(千人千法)이 될 수는 없단다.

누군가는 꼭 부당하게 여기는 사람이 있단다.

간혹 어느 상황에서는 세상을 향해 훌륭한 일을 한 사람을 단죄했던 일도 있지.

이러한 상황들은 역사 속에서 무수히 많이 볼 수 있는 내용이기도 하다.

아빠는 너희들이 착하기만을 바라지는 않는다.

왜 그런가 하면 착해서 불선(不善)을 행하는 상황도 많기 때문이다.

무슨 말인가 싶을 것이다.

착한 것과 선(善)한 것이 같은 것이 아닌가?

착한 것은 아빠의 주관적인 관점에서 볼 때, 현재 상황을 인식하고 옳다고 생각되는 일을 행하는 것이지.
그래서 옳은 일에 대해서 자기 자신의 희생과 손해가 따르더라도 적극적으로 나의 감정과 행동으로 옮기는 것,
이러한 상황을 보면 '착하다' 한다.
하지만 현재 보이는 상황은 과거 오랜 시간 자신의 삶 속에서 내재되어있는 조건의 결과일 수도 있다.
그 내재 되어있는 조건이 무엇인지, 상황판단에 문제는 없는지,
여러 상황을 충분히 확인한 다음 내가 해결할 수 있는 것인지,
없는 것인지.
상황의 조건을 면밀하게 알아야만, 착함으로 인해 일어나는
잘못을 예방할 수 있다.
누군가 너의 착함을 이용하는 상황도 있단다.
받아들일 수 있다면 받아들여도 되지만, 너의 착함을 악용한다면 견디기 힘든 일이란다.
이런 경우를 겪고 나면 착해서 악인이 되기도 한다.
이 또한, 겪어내면 성장하겠지만 상황들이 참으로 아프다.
누구는 '아프니까 청춘이다'라고 하지만, 그것은 지혜를
구하는데 게을리하지 말라는 격려로 이해해야 한다.
'선(善)'이란 순리의 흐름을 이야기한다.

전통적으로 도가(道家)에서 내려오는 사상(思想)을 중심으로 설명하면, 우리가 알고 있는 태극(太極)은 순리(順理)와 선(善)에 대한 표현이란다.

태극의 원리는 바로 흐름을 뜻하는데.

태극은 모순(矛盾)을 그림으로 표현한 것이다.

음중유양(陰中有陽), 양중유음(陽中有陰)으로

완전한 양(陽)은 없고, 완전한 음(陰) 또한 없는 상태

그래서 넘치고(太過), 부족함 (不及)을 통하여 변화가 일어나고,

그러한 변화를 중심으로 흐름이 이어지는 것.

이 흐름을 순리(順理)라고 한다.

이렇게 모순을 통하여 변하고 흐르는 순리(順理)

이것이 선(善)이다.

생명의 변화는 흐름을 통하여 유지된다.

❖ 자연의 변화

시간에 따라 공간도 변화한다.
자연흐름의 이치에 맞게 변화 하는 것을 순리라 한다.
대자연의 변화에 사람도 귀속된다.
사람 또한 자연이다.

✓ **순리에 맞는 변화 ➔ 순환**

자연의 원리 또한 그렇다.
즉 높은 곳이 있고, 낮은 곳이 있다면 그 부조화로 인해서 '물은 위에서 아래로 흐르는 것' 이러한 것이 순리다.
때론 이런 자연의 순리가 큰 재앙을 만들기도 하지만, 그것 또한 순리다.

쉽게 이야기하면
"어쩔 수 없는 것은 어쩔 수 없는 것이 정답이다."
답답하지만 그렇게 지켜보는 여유가 필요하단다.
정답에 길들어진 너희들이 이해하기 어렵겠지만,
우리는 모두 흐름에 순응할 수밖에 없는 존재란다.
그래서 제각기 독립된 상태에서 흐름을 겪어 내면,
그 흐름에 모두가 연결되어 있음을 알 수 있다.
흐름은 큰 강물처럼 겉에서 보기에는 멈추어 있는 듯하지만,
그 내면에는 도도한 흐름이 있지.
그래서 세상의 흐름 속에서 '나는 멈춘다.' 해도
그 멈춤은 흐름 속에 있는 멈춤이지.

이미 세상이 규정지어 놓은 틀에 기대어 그냥 고정된 상태로 안주하려고 하지 말아라.

진정 너를 위함은 너 자신에 대한 소중함을 간직하고,
다른 모든 사람도 그들 스스로 자신이 가장 소중하다.
그들도 너와 같은 존재라는 것을 인정하는 것이다.
그렇게 우리는 함께 흘러가는 것이지.
앞서거니, 뒤서거니, 아웅다웅 시끌벅적하게.

이 흐름에는 이유가 없다.
꽃이 피고 지는데 이유가 없듯이 말이다.
다시 말하자면 답이 없는 것은, 답이 없는 것이 정답이다.
여유를 가지고 한발 물러서서 지켜보자.
호흡을 길게 내쉬며 답답함을 달래자.
그리고 행복을 향해!
희망을 향해!
활시위를 당기고 쏘아라!
명중하지 못해도 좌절하지 마라.
너에게는 아직 화살이 많이 남아 있다.

마눌님 행복 하자

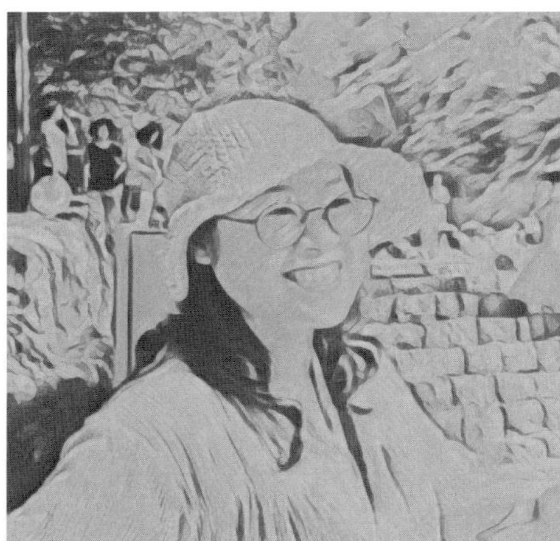

"여보!"

나를 부르는 소리가 심상치 않다.

나는 대답하기 싫어진다.

아마도 나의 좋지 않은 습관을 꾸짖는 마누라의 부름인 것 같다.

"여보!" 다시 나를 부른다.

진짜 대답하기 싫다.

하지만 "왜?" 하고 부드럽게 대답해준다.

드디어 따발총 같은 마누라의 잔소리가 시작된다.

"당신은 말이야. 빨래가 있으면 바로바로 빨래통에 넣어야지.

옷걸이에 다시 걸어놓으면 어떡해요?"

"그냥 둬, 여보. 그 옷들 한 번밖에 안 입었어."

"당신은 말이 되는 소리를 해요. 이 여름에 한 번 입으면 빨아야지"

"나는 괜찮다니까!"

"내가 안 괜찮아요."

"하여간 20년 넘게 살아도 당신은 어떻게 변하질 않아"

"에이, 사람이 그리 쉽게 변하면 쓰나?"

"나는 항상 초지일관 당신밖에 없어. 이것이 변하면 큰일 나지."

나의 아부가 시작된다.

"하여튼 말이라도 못하면 밉진 않지."

이렇게 마누라의 잔소리가 일단락된다.

이런 나의 습관은 총각 시절 오랜 자취 생활에서 생긴 버릇이다.

나에게는 참으로 실속 있는 방법이었다.

빨래를 한 번에 해야 했기 때문에 적당히 옷을 번갈아 가면서 입고 주말에 모두 모아 빨래를 했다.

이런 나의 상황을 마누라가 알 리 없다.

하지만 지금도 나는 그런 나의 습관이 편하고 실속 있다고 생각한다.

단지 지금은 사랑스러운 나의 아내가 수시로 빨래를 해주는 것이 나에게는 정말 축복이다.

친구는 그래서 그런지 마누라를 '마눌님'이라고 부른다.

하느님과 동급이라나 뭐라나.

그래도 나는 '빨래를 너무 자주 하는 것보다 한 번이라도 더 입고 빨래를 하는 것이 더 옳다'라는 생각을 꺾지 않고 있다.

하지만 마눌님 입장에서는 옷걸이에 옷이 산더미처럼 걸려있는 것이 눈에 거슬리는 것 같다.

어쨌든, 마눌님!

모든 사람은 본인 입장에서는 항상 본인이 옳다네.

그래서 옳지 않은 것은 없지.

단지 입장의 차이가 있을 뿐.

그래서 우리는 서로의 입장을 조금씩 배려하고 어느 선에서 타협을 해야만 즐거운 힘겨루기가 되지.

상대를 통째로 뜯어고치려는 생각이 있다면 그것은 매우 위험한 생각이라네.

절대로 상대는 내가 될 수 없는 것이라네.

이렇게 나의 오글거리는 아부성 농담에 그냥 인정해주는 마눌님.

당신은 협상의 고수지.

나는 또 어떤 아부를 준비할까?

다음번에는 예쁘다고 해야 할 것 같은데~

이것은 내 입장에서 내가 옳기에 당신을 위해 내가 준비하는 내 사랑의 메시지라네.

친구야 행복 하자

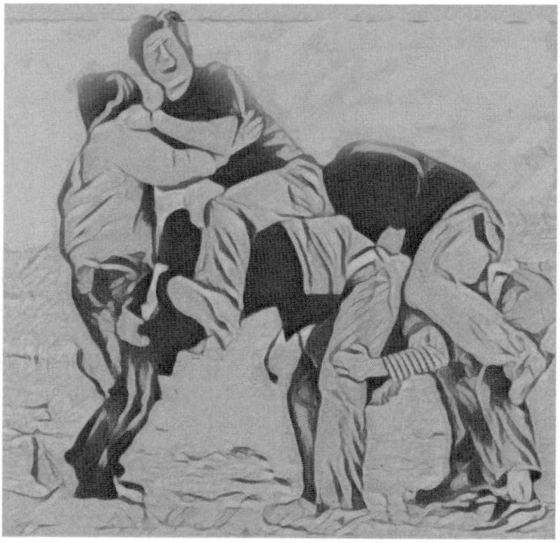

친구야!

우리는 제각기 '나'라는 굴레,

그것들이 만들어 놓은 틀을 통하여 대상을 보네.

또 그 틀이 세상의 모든 것을 담고 있지.
그 틀 안에는 나도 있고, 너도 있고, 나의 아내도 있고,
부모님과 아이들도 있다네.
때로는 대상이 나의 틀을 벗어날 때, 아물지 않은 상처를 긁는 것처럼 견딜 수 없는 상황을 만들곤 하지.
이런 상황들은 나의 불안과 불만 지수를 점점 높이며
결국은 분노와 우울함으로 '나'라는 존재를 느끼게 하지.

하지만 친구야!
그것들은 나의 참모습이 아니라네.
틀 속의 나는 항상 '나'여야만 하지.
그러나 그 틀이라는 감옥을 벗어나면 '나'라 할 만한 것이 없다네.
단지! 이름 이전의 한 사람으로 그저 평온하고, 고요할 뿐.
이름도 없는데 나의 자존심, 나의 방식, 나의 것이라고
할 만한 것이 있겠는가!
이름 이전의 나는 그냥 '나'라 할 것이 없는 '나'일세.
이 '나'라 할 것이 없는 '나'는 대상을 볼 때
아내라는 사람을 보고, 부모라는 사람을 보며,
친구라는 사람도 보고, 아이들이라는 사람들도 보네.
그리고 그 사람들이 제각기 사람이라는 개체로
스스로 살아가는 세상을 보네.

다시 말하면 어떤 대상이 꼭 내가 생각하는 방식을
갖춰야 하는 것은 아니라는 것일세.
단지 그들은 그들 나름대로 그들 틀 속에 세상을 담아가며
자신의 인생을 살아가는 독립된 개체라는 것일세.
그 누구든 나의 틀 속에 들어오면
나에게는 너무도 큰 축복이라네.
친구야!
나는 우리 딸들이 태어날 때 너무도 기뻤었지.
그리고 우리 딸들은 긴 시간 동안 나의 틀 안에서 즐겁게
노닐곤 했지만, 지금은 나의 틀을 벗어나 어엿한 성인이 되었지.
마치 감나무에 꽃이 피고, 열매가 맺히고, 주홍빛으로
잘 익어가며, 나무의 혜택을 보는 것과 같지.
하지만 열매가 씨를 품고, 무르익으면, 나무는
열매와 씨앗을 땅속에 들어가게 할 책임이 있다네.
그래서 열매는 나뭇가지라는 틀을 벗어나야만 살 수 있다네.
그렇지 못하면 나뭇가지도 썩고, 열매도 썩어버릴 테니 말일세.
나무라는 틀은 꽃이 필 때 좋고,
열매가 익을 때 좋지만, 결국 나뭇가지라는 틀을 벗어나
씨앗을 퍼뜨려야 하는 것일세.

친구야!

우리가 어떤 인연과 특별한 관계가 된다는 것은
'나'라는 나뭇가지를 꺾어야 한다는 것일세.
내가 친구를 통하여 나의 틀을 다시 보고,
내가 나의 틀을 어느 정도 깨어야만 친구라는
사람을 담을 수 있다네.

그래도 담기지 않는다면, 다시 틀을 깨어내야 하고~
그렇게 반복되어야만 서로에게 좋은 친구가 될 수 있는 것이라네.
나의 아내에게도, 나의 자식에게도
끊임없이 내 틀을 깨어냈을 때
진정 행복한 부부, 가족 관계가 될 수 있는 것이라네.
그러나 그 틀을 깨는 것은 쉬운 일이 아니라네.
정말 하고 싶지 않은 일이지.
하지만 틀 속의 나는
내 틀을 벗어나는 대상들을 보며, 불만스러워하고,
불안해하며 우울한 상황들을 경험하고 때로는 주체할 수 없는
감정들이 북받쳐 오르는 것을 느끼곤 하지.

친구야!

이럴 때는 내가 진정 소중하게 여기고,

내가 진정 사랑하는 대상을 보게나.

그 첫째가 '나'라는 대상일세.

그 어느 우주 공간에 나 자신보다 더 소중한 존재가 있겠는가.

그런 존재가 분노에 차서 울고 있네.

이 얼마나 가슴 아픈 일인가.

나는 나의 행복을 위하여, 이 틀을 깨어 내리라.

다음으로 내 사랑하는 아내와 자식들을 보게나.

얼마나 소중한 존재들인가!

내가 정말 하고 싶지 않은 일일지라도 그들을 위해서

못할 것이 무엇이 있겠는가!

우리의 아들, 딸들은 우리에겐 기적과 같은 존재라네.

어느 별에서 왔는지 모르는 존재들이 나의 DNA를 장착하고

내 앞에 이렇게 숨 쉬고 있네. 이 얼마나 기적 같은 일인가!

이들에 대한 나의 소중한 마음, 이것이 사랑일세.

그래서 우리는 순간순간 '나'라는 틀을 깨어내야만 하지.

진정 사랑한다면 내 방식의 사랑 때문에 대상이 괴롭거나,

나의 지나치게 헌신적인 사랑 때문에 대상이 나약해지면 안 될 일이라네.

그래서 우리는 '나'라는 틀을 깨고, 이름 이전의 '나',
'나'라 할 것이 없는 '나'를 통해
이름 지어진 내가 가지고 있는 탐욕과 성냄과 어리석음을 벗어나,
대상을 있는 그대로 인정하고 사랑한다면 진정 행복할 것일세.

명상8

깨어서 마음보기

내 마음의 실상은 본래 텅 비고 고요하다.
내가 근심과 걱정에 빠져 있을 때도 그러했다.
본래의 마음이 텅 비고 고요하기에
근심과 걱정도 어느새 사라지고 평온함으로 돌아온다.

내 마음의 실상은 본래 텅 비고 고요하다.
내가 성냄에 빠져 화를 낼 때도 그러했다.
본래의 마음이 텅 비고 고요하기에
성냄도 어느새 사라지고 평온함으로 돌아온다.

내 마음의 실상은 본래 텅 비고 고요하다.
내가 기쁨에 들떠 있을 때도 그러했다.
본래의 마음이 텅 비고 고요하기에
들뜸도 어느새 사라지고 평온함으로 돌아온다.

내 마음의 실상은 본래 텅 비고 고요하다.
내가 슬프고 우울할 때도 그러했다.
본래의 마음이 텅 비고 고요하기에
슬픔과 우울함도 어느새 사라지고 평온함으로 돌아온다.

내 마음의 실상은 본래 텅 비고 고요하다.
내가 놀람과 두려움에 빠져 있을 때도 그러했다.
본래의 마음이 텅 비고 고요하기에
놀람과 두려움도 어느새 사라지고 평온함으로 돌아온다.

내 마음의 실상은 본래 텅 비고 고요하다.
내가 애착에 빠져 갈애와 취착으로 괴로워할 때도 그러했다.
본래의 마음이 텅 비고 고요하기에
애착도 어느새 사라지고 평온함으로 돌아온다.

텅 빔에 집중합시다.
고요함에 집중합시다.

텅 빔에 집중합시다.
고요함에 집중합시다.

텅 비고, 고요함 이외에 모든 것은
모를 뿐, 모를 뿐, 단지 모를 뿐.

텅 비고, 고요함 이외에 모든 것은
지금 이 순간
모를 뿐, 모를 뿐, 단지 모를 뿐입니다.

근심 없고, 걱정 없고
마음이 평온함을 느낍니다.
텅 비고 고요한 가운데
호흡만이 남아 있습니다.

텅 비고 고요한 가운데
호흡만이 남아 있습니다.

호흡이 들어오는가, 나가는가.
호흡이 들어오는가, 나가는가.

호흡이 들어오는가, 나가는가.
호흡이 들어오는가, 나가는가.

죽음을 맞이하다

장자의 제물론(齊物論)에 오상아(吾喪我)라는 말이 있습니다.
"나는 나를 장례 지냈다." 여기에서 주어인 오(吾)의 '나'와 목적어인 아(我)의 '나'는 다른 의미로 생각해 볼 필요가 있습니다.
오(吾)의 '나'는 본래 성품으로 보고, 아(我)는 에고(ego)로서의 '나'로 나누어 살펴본다면 죽음에 대하여 구체적인 사유를 할 수 있게 될 것입니다.

장자(莊子) 제물론(齊物論)
스승이 탁자에 기대어 앉아서 하늘을 우러러보며 길게 한숨 내쉬는 멍한 모습이 마치 자신의 짝을 잃은 듯했다.
제자가 시중을 들다가 의아해서 물었다.
"어찌 그러고 계십니까?

몸은 마치 말라죽은 나무와 같고 마음은 정말로 불 꺼진 재와 같습니다. 지금 탁자에 기대어 앉아 계신 모습은 예전에 탁자에 기대어 앉아 계시던 모습과 사뭇 다릅니다."

그러자 스승이 말했다.

"제자야, 참 잘 보았다.

지금 나(吾)는 나(我)를 버렸다."

또한, 참으로 선(善)하지 않은가?

네가 이런 질문을 하다니!

오늘 나는 나를 장례 지냈는데, 너는 그것을 알겠느냐?

너는 사람의 소리는 들었겠지만, 아직 땅의 소리는 듣지 못했을 것이다.

너는 땅의 소리는 들었겠지만, 아직 하늘의 소리는 듣지 못했을 것이다."

제자가 말하기를 "감히 제가 그 이치를 묻겠습니다."

단지 모를 뿐! 또한, 그 대상이 에고(ego)입니다.

순간순간 에고(ego)를 장례 치러 그 압박에서 벗어나는 방법으로 설명할 수 있습니다.

에고(ego)의 '나'(我)에서 벗어나면, 본래의 '나'(吾)를 체험하게 됩니다.

도가(道家)의 방법이든, 불교의 방법이든, 밀교나 유교의 방법이든 죽음이라는 대상을 마주하는 것은 큰 공부가 됩니다.
초기불교의 부정관 수행 또한 매우 훌륭한 수행법입니다.
죽음을 지켜보며, 백골이 되어 생명이 사라진 육체가 지(地), 수(水), 화(火), 풍(風) 4대로 흩어지는 과정을 관찰하고 집착과 욕망, 감각적 욕구의 얽매임에서 벗어날 수 있는 지혜를 성취합니다.
안타깝게도 이번 책에서는 다루지 못하였고, 다음 책이 허락된다면 '백골관'에 대한 명상을 다루어 보겠습니다.
죽음은 마주하기가 두렵고 피하고 싶은 대상입니다.
하지만 죽음이라는 대상을 마주할 때, 역설적으로 삶의 지향하는 방향이 뚜렷해집니다.
"어떻게 죽을 것인가?"를 깊이 사유 해보면 지금 여기에서 살아있다는 것과 삶의 순간순간이 얼마나 소중한지를 경험할 수 있을 것입니다.

제1강
깨어서 마음보기

오늘 수업 내용은 **깨어서 마음보기**입니다.

깨어서 마음보기의 해답은 이미 나와 있죠.

진정 보여지고, 드러나야 할 마음이 무엇인가?

바로 **텅 비고 고요한 마음**입니다.

여러분들은 텅 비고 고요한 마음이 잘 드러납니까?

쉽지 않죠!

깨어서 본래의 마음을 본다는 것이 그렇게 쉽지는 않습니다.

왜일까요?

이전 단계에서 우리가 다루었던 공부는 '깨어서 느낌 보기' 였는데,

감정 또는 생각까지 살펴볼 수가 있었습니다

"텅 비고 고요한 마음을 보라!" 왜 텅 비고 고요한 마음은 잘 드러나지 않을까요?

먼저 우리가 공부해 왔던 느낌이나 감정, 생각 등의 마음은 의식 체계의 마음입니다.

그런데 우리가 이제부터 경험해야 할 마음의 부분은 의식 체계의 내용이 아니라, 무의식 체계에 속하는 마음입니다.

'내 마음 나도 몰라' 라고 하는 그 마음이기 때문에 참 쉽지 않습니다.

본래의 고요한 마음이 바로 드러나고 그것을 체험하면 좋겠지만, 그러기에는 장애요소들이 정말 많습니다.

그럼 내가 알지 못하는 마음속에 있는 장애요소는 어떤 것이 있을까요?

먼저 쉽게 이해를 돕기 위해, 마음을 해체하는 방법을 영화가 현상되는 과정에 비유합니다.

단지 설명을 쉽게 하기 위한 비유임을 강조합니다.

자, 저와 같이 한번 상상해봅시다!

나는 지금 극장에 앉아서 영화를 보고 있습니다.

불이 꺼지고 스크린에 영상과 음향이 같이 비추어질 때, 나는 그 공간에서 영화에 빠져듭니다.

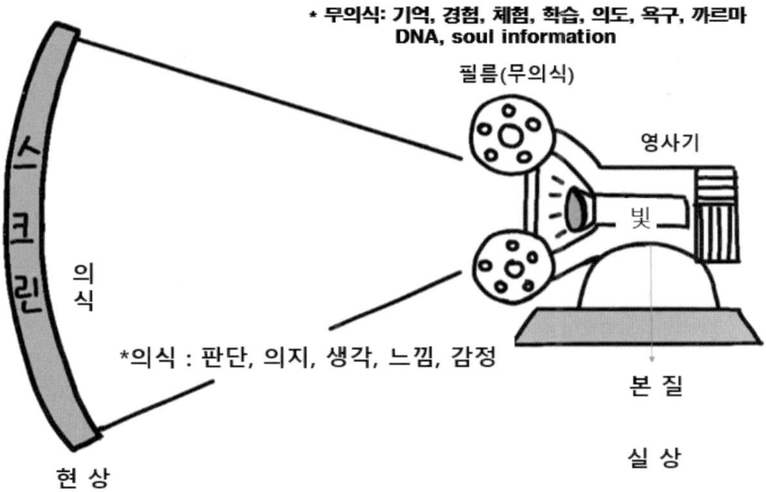

이렇게 영화를 감상하는 것과 같이, 지금 내 앞에 놓여있는 이 현실을 영화에 비유하여 설명해 보겠습니다.

영화는 스크린에 비추어진 현상을 보는 것이지만 우리가 살아있는 지금 현실은 인간 육감의 스크린!

보고, 듣고, 냄새 맡고, 맛보고, 감촉하고, 생각하는 인간이 가지고 있는 우리의 감각 기관(눈, 귀, 코, 혀, 몸, 머리)이 바로 스크린입니다.

이렇게 우리의 감각 기관이라는 스크린에 현상되는 것.

이것이 지금 우리가 보고 있는 우주입니다.

개개인이 각자가 가지고 있는 스크린에 우주가 현상되고 있는 것입니다.
이렇게 왜곡되어 있는 현상에 빠져서 마음의 본질을 보고 체험하기란 쉽지 않은 일입니다.
그렇다면 어떻게 하여야 나의 실체, 본래 마음을 체험하고 볼 수 있을까요?
어쩌면 그 대답을 찾기 위해서 우리는 명상을 시작했을 수도 있습니다.
자! 다시 처음으로 돌아가, 우리는 영화를 감상하고 있습니다.
스크린을 보고 있던 시각을 스크린의 반대 방향으로 돌려 상상을 해봅시다.
물론 제가 얘기하는 것은 관객을 보라는 것이 아닙니다.
스크린 앞에 서서 영사기를 한 번 관찰하여 봅시다.
스크린 앞에서 영사기를 향하여 보는 것은 눈빛을 돌려보는 것입니다.
이것은 다시 말해 회광반조(回光返照) 함을 뜻합니다.
처음에는 보기가 쉽지 않습니다.
그 과정은 '나'라는 사람을 해체해서 보는 과정과 같습니다.
해체해서 보다 보면 좋은 마음만 드러나면 좋은데…
처음에는 거칠고 혼탁한 마음들이 많이 드러납니다.

먼저 오감을 통해서 일어나는 감각적 욕구가 있습니다.
우리의 감각 기관은 항상 무엇인가 좋은 것을 갈구합니다.
맛있는 것을 먹고 싶고, 좋은 향기를 맡고 싶고, 좋은 것을 보고 싶고~
그래서 "깨어서 감각 보기"는 아주 중요합니다.
감각을 보고자 하면 욕구가 같이 동반되어 일어납니다.
감각적 욕구는 계속 무엇인가 성취하기 위해서 의도적 행위를 만들죠.
이때 우리의 마음을 빙산으로 비유해보면, 욕구나 의도
이러한 무의식의 내용은 빙산에서 드러나지 않은 부분이며
의식은 드러난 빙산의 한 일부분일 뿐입니다.
무의식 안에 있는 나의 의도는 나 자신도 모를 때가 많습니다.
우리가 일반적으로 의식하여 알 수 있는 마음의 반응은 감각, 느낌, 감정, 또는 생각과 판단입니다.
이 부분은 의식에 속하는 마음이기에, 마음의 반응에 집중하고 있으면 알 수 있습니다.
하지만 밑도 끝도 없이 일어나는 많은 생각들, 그 생각을 만드는 원인이 되는 욕구와 의도에 대해서는 참으로 알기 힘듭니다.
그래서 스크린 앞에 서서 영사기를 보고 있는 나는 참 복잡하고 혼란한 빛을 보고 있습니다.

순수한 빛을 찾아보기는 힘들죠.

왜 그럴까요?

내가 보고 있는 빛은 이미 필름을 투과해서 나온 빛이기 때문입니다.

비유하자면 나의 마음은 태어날 때부터 무엇인가 기록되어 있는 필름 상태로 태어났습니다.

쉽게 얘기하면 빈 필름이 아니라는 말이죠.

태어난 순간부터 나의 DNA를 통해서 메모리 되어 있거나, 나의 까르마 Karma(업)를 저장하고 있습니다.

그래서 순수한 빛이 스크린에 바로 비추어지지는 않습니다.

필름을 투과하기 이전, 빛의 반대 방향으로 필름을 넘어서야만, 본래의 맑은 빛을 볼 수가 있는 것입니다.

하지만 이 필름을 극복하여 필름 이전의 빛을 찾기란 너무도 힘듭니다.

왜 그럴까요?

우리는 태어날 때부터 가지고 나온 DNA, Karma를 통한 왜곡됨이 있습니다.

또 살면서 경험하고, 체험했던 기억과 학습 받으며 겪어왔던 모든 내용이 지금 내 의식에서는 어느 곳에 있는지 모릅니다.

하지만 이미 나의 무의식 체계에는 기록되어 있습니다.

나는 이러한 왜곡됨을 극복하고 필름 이전의 순수한 빛을 볼 수 있을까요?

다시 말해서, 본래의 텅 비고 고요한 마음을 볼 수 있을까요?

물론 볼 수 있죠!

여러 장애요소를 극복하고, 본래의 텅 비고 고요한 마음을 볼 방법은 과거 여러 성인이 많은 방편으로 펼쳐 놓았습니다.

그 방법에 대해서는 다음 시간에 한 번 연구해봅시다.

제2강

깨어서 마음보기

이번 시간은 지난 시간에 이어서 마음의 근본, 즉 본래 '나'를 보기 위해서는 장애요소를 극복해야 하는데 어떻게 하여야 그 장애요소를 극복할 수 있는지에 대하여 이야기 나누겠습니다.

오늘은 그 방법을 나누는 시간입니다.
먼저 장애요소가 어떻게 형성되었는지를 아는 것이 중요하겠죠?
본래 마음은 텅 비고 고요하다.
이것은 정답이죠!
하지만 왜?
텅 비고 고요함을 깊이 있게 체험할 수 없을까요?

장애요소들은 우리가 쉽게 인식할 수 없는 곳에 있기 때문입니다.
일반적인 우리의 의식으로는 근처에 갈 수도 없지요.
그럼 무의식을 해체해 봅시다. 그 안에 무엇이 있을까요?
생각하고 판단하는 것은 의식입니다.
하지만 생각의 근거, 판단의 근거가 되는 그 밑바탕을 무의식 또는 저장의식 등 여러 가지로 이야기합니다.
즉, 내가 '나'라고 알고 있는 자아의 정체는 이전에 나 스스로 경험하고 체험했던 것, 또는 학습했던 기억들, 이런 것을 근거로 생각하고 판단하며 '나'라고 알고 있습니다.
이러한 것들은 지금 나 스스로 인식할 수 없는 영역에 있습니다.
더불어 유전적인 정보로 판단을 하는 것, 까르마 또는 영적 정보(Soul information) 등~
이러한 정보들은 우리가 인지할 수 없는 것입니다.
하지만 무의식 정보의 모든 것이 '나'라고 얘기할 수 있는 자아(自我)의 보이지 않는 근거가 됩니다.
어떤 사물을 보고 판단할 때에도 그 판단의 근거가 되죠.
우리가 '이러 이러한 것이 좋은 것이다' 또는 '옳은 것이다'라고 판단을 내릴 때.
왜 좋은지 끊임없이 캐물어 보면 결국은 "그냥 좋아, 좋은데 뭐 이유 있어?"라는 말로 대답하는데, 사실은 그렇습니다.

내가 인식할 수 없는 영역에 있지만, 나는 무의식 정보에 의해서 판단을 하게 되죠.
이렇게 판단하는 근거가 되는 것들은, "나의 의지로만 형성되었다." 라고 말할 수 없습니다.
타인을 통하여 학습되고, 경험했던 내용이 더 많습니다.
하지만 무의식 정보 자체를 '자아(自我)', 즉 '나'라고 얘기할 순 없죠.
그렇지만 자아(自我)의 근거가 될 수는 있습니다.
하지만 그 자체가 자아는 아닙니다.
조금 더 쉽게 설명하기 위하여, 제 얘기를 한 번 해볼게요.

제 고향은 씨족사회의 관습이 많이 남아 있는 집성촌입니다.
어려서부터 저는 어른들의 행동 양식과 성향을 보고 자랐습니다.
예로부터 내려온 집안 가풍이 강인하고 고집스럽고, 본인이 옳다고 생각할 때는 절대 굽힘이 없는 성향이었지요.
명절 차례를 마치고 음복을 할 때면 항상 누군가는 언성이 높아지고 다툼이 생기고 결국은 상다리가 부러지는 일도 허다했습니다.
참고로 지금도 명절에는 네 번의 차례상을 대합니다.
할아버지 항렬의 어른들께서도 다툼이 심하셨고, 아버지 항렬에서는 비교적 조금 덜 하기는 했지만 비슷했어요.
그런데 어느 순간, 제가 저의 모습을 보면서 화들짝 놀란 일이 있었습니다.
제가 어른들처럼 형님들하고 다투고 있더란 말이죠.
과거 어른들의 그런 모습을 보면서 진절머리를 쳤었는데,
저도 모르게 어른들의 행동을 답습하고 있었던 것입니다.
나 자신도 모르게 그 고약한 성질머리를 따라 하고 있었던 것이죠.
이런 상황을 알아차리고 난 후에는 많이 변했습니다.
어느 순간 고향 형님들이 저에게 하는 말이
"야! 너는 우리 피 아니야?" 고집을 안 부린다는 뜻이죠.
저는 그 얘기를 들을 때마다 칭찬으로 여깁니다.
사람들은 그렇게 독특하고 좋지 않은 성품을 싫어하면서 본인도 모르게 닮아갑니다.
참으로 답답하죠? 이렇게 우리는 자신도 모르는 사이 무의식 속의 마음 정보들에 의해서 길들여지고 있었던 것입니다.
이러한 것을 자각하게 되면 50%는 극복할 수 있습니다.
억지로 "변해야지"하며 애를 쓰지 않아도 알고 있는 것,
그 자체만으로도 극복할 수 있는 것이 많습니다.
그렇다면 우리가 옳다는 생각과 판단을 내릴 때,
어떤 무의식이 어떻게 작용할까요?
판단을 이끄는 무의식의 마음 정보는 경험 정보, 체험정보, 학습정보, 기억, DNA, 까르마, 영적 정보 등 여러 가지 정보가 있습니다.

이러한 것들과 현재 내 앞의 주어진 조건들이 결합 되어 생각과 판단을 만듭니다.

생각의 근원

動念即乖 : **한 생각 일어 남은 왜곡(착각)의 시작이다**

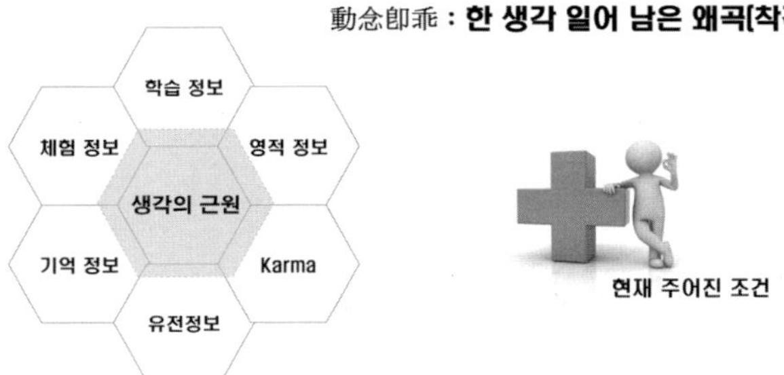

하지만 그 조건을 받아들이는 마음 정보는 제각기 다르죠.
아마 온전히 같은 사람이 한 사람도 없을 것입니다.
쌍둥이라 할지라도 다를 거예요.
이것은 개개인이 갖추고 있는 '입장의 차이'라고 볼 수 있습니다.
본인의 주어진 상황에 따라서 판단은 제각기 달라집니다.
예를 들면, 종교적인 신념의 입장도 차이가 있을 것이고, 정치적인 입장도 차이가 있을 것이고, 어떤 이익의 입장도 차이가 있을 수 있습니다.
국적이 다르다면 국익과 관계된 입장의 차이, 남녀 이성적인 입장의 차이가 있을 수 있죠.

이렇게 다양한 상황에 따라서 항상 본인이 옳다는 판단을 내리는 것입니다.

그렇다면, 옳다고 여겨지는 판단이 옳지 않은 것일까요?

그렇지 않습니다.

다시 이야기하지만, 항상 내 입장에선 내가 옳습니다.

이것은 다른 입장인 사람에게도 적용되는 말이기 때문에 각자 우리는 자기 자신의 옳음을 이루기 위해 열심히 노력하는 것입니다.

그래서 생각과 판단을 내릴 때, 결론지어진 판단에 마음의 걸림이 있고 찜찜함이 있다면, 서로의 입장이 다른 것은 '다름'으로 이해하는 것이 중요합니다.

다시 말해서 다른 것을 '틀렸다'가 아닌 '다르다'로 받아들이는 것입니다.

이렇게 이해하다 보면, 그도 그럴 만했고, 나 또한 그럴 만했습니다.

생각해보면 우리는 다름을 가지고 서로의 옳음을 위해 열심히 살아가는 동지인 셈입니다.

이같이 '다르다'를 이해하고 받아들이는 것만으로도 많은 마음 장애를 넘어설 수 있습니다.

그런데도 나는 내가 알고 있는 대로 세상을 살아가며, 나의 앎에 빠져 일어나는 전도몽상(顚倒夢想)으로 마음이 혼란합니다.

이러한 마음의 현상은 계속 생겨납니다.

그럼 어떻게 대처해야 할까요?

방법은 매우 진솔하고 타당한 대안을 가지고 극복할 수 있습니다.

먼저 제가 여러분께 질문을 하나 하겠습니다.

"세상에는 변하지 않는 것이 한 가지 있습니다. 그것이 무엇일까요?"

잠깐이라도 한 번 생각해봅시다.

세상에 변하지 않는 것이 한 가지 있다. 그것이 무엇일까?

답이 나왔습니까?

정답은 "세상에 변하지 않는 것은 없다." 입니다.

이것이 변하지 않는 진리입니다.

참~ 황당하고도 재미있는 말이지요?

우리가 어떤 사물에 대하여 '이것이 무엇이다.'라고 결론을 내릴 때, 그것은 이미 변화하였습니다.

이것은 물리학으로도 증명하는 것이 가능하죠.

그 대상이 '나'라고 할지라도, '나'라고 결론지었던 순간과 지금의 나는 이미 변화한 다른 '나'입니다.

생각도 변했고요, 형태도 변했습니다.

눈으로 보고 있는 저 산도 변함없는 것 같지만, 내부적으로도 변하고 순간순간 변화합니다.

외형을 볼 때는 변하지 않고 고정(固定) 되어 있는 것 같지만 그것은 나의 생각일 뿐이에요.

지금 이 순간에도 지구는 엄청난 속도로 자전과 공전을 하고 있습니다.

우리가 이렇게 나무를 볼 때 "이것은 정지되어있다."라고 느껴지고 생각되지만, 나무는 흐름 속에 정지되어있는 것입니다.

그래서 일체 모든 것이 변화 속에 놓여있지요.

사실 우리가 어떤 대상을 안다고 하지만, 그 대상의 실상은 우리가 아는 것과는 다릅니다.

그래서 가장 진솔한 답은

"오직 모를 뿐!"입니다.

"오직 모를 뿐!"입니다.

"오직 모를 뿐!"입니다.

이 법계관(法界觀)은 마음의 본질, 실상의 '나'를 체험할 수 있는 큰 힘이 되는 수행법입니다.

저도 위의 법계관(法界觀)으로 삼매에 이르는 공부를 했습니다.

'오직 모를 뿐!'은 저의 공부를 이끌어 주신 스님의 은사 스님께서 이루신 공부이기도 합니다.

제가 '오직 모를 뿐!'을 가지고 공부할 때에 매우 깊은 삼매를 체험하기도 했습니다.

깜짝 놀랄 정도로 텅 비고 고요함 속에 들어가는 깊은 삼매를 경험했습니다.

삼매에 좀 더 능숙해지기도 했고요.
마음의 본질을 체험하는데 있어 엄청나게 큰 무기가 됩니다.
하지만 좋은 만큼 부작용도 있었습니다.
제가 출가자라면 부작용이라고 할 게 없는데~
저는 속인이잖아요. 말 그대로 생활인이기에 명상할 때에는 너무 좋았지만 일상생활로 복귀할 때는 너무나 힘들었습니다.
일상생활 중에서는 매 순간순간 생각을 일으켜야 하잖아요.
그래야 일에 대하여 주어진 상황에 대응할 것인데,
생각을 한번 일으키기가 너무 힘들었습니다.
그래서 저 스스로는 매우 불편했습니다.
그런 문제 때문에 은사스님과 많은 토론을 하고, 은사스님께서 그에 대한 대안으로 내놓은 것이 "단지 모를 뿐!"이었습니다.
"단지 모를 뿐!"은 '마음의 본질' 즉 '실상의 나'를 체험하는데 좋은 필살기입니다.
텅 빔을 보고, 고요함을 체험하고, 실상의 '나'를 자각하며 마음의 본질을 보는 것, 이것은 명상에 있어서 매우 중요하고 기쁜 일입니다.
하지만 그것이 공부의 끝일까요?
물론 과거에는 그것이 명상의 궁극적인 목표이기도 했습니다.
현재에도 그것을 목표로 삼아서 수행하는 분들도 계시지만 마음의 본질을 보는 것.

즉 실상의 '나'를 체험하는 것, 견심(見心) 하는 것, 또는 삼매를 증득하는 것 등~

여러 가지 형태의 이야기를 하는데, 이 단계는 끝이 아니고 또 다른 시작입니다.

물론 이 단계를 증득(證得) 하기 전과 후의 차원은 달라집니다.

체험의 정도에 따라 다름이 있는데, 깊은 체험을 하면 깜짝 놀랄 수도 있습니다.

그리고 10%의 체험으로 분명하지 않을 수도 있는데, 어쨌든 체험 후에는 무엇인가 명백하게 얻어지는 것이 있습니다.

만약에 깊게 체험을 했다면,

체험을 "언어로 표현해 보세요!" 라고 할 때 언어적 표현은 다를 수 있겠지만, 내용은 누구나 같은 이야기를 합니다.

이것이 "정답은 이미 나와 있습니다."라고 이야기하는 근거입니다.

그래서 '먼저 체험을 하신 선배님들의 뒤를 따라가고 있다'라고 여겨집니다.

여러분도 마음의 본질, 실상의 나

텅 비고 고요함을 체험하시기를 바랍니다.

체험 이후의 이야기는 다음 시간에 나누어 봅시다.

제3강

깨어서 마음보기

이번 시간에는 지금까지의 내용을 종합해서 더 깊은 얘기를 나누어 보려고 합니다.

여러 형태로 연구를 해보았지만 지금 발표하는 4가지 단계로 정리해서 설명하는 것이 여러분이 이해하고 적용하기에 좋을 것 같습니다.

첫 번째 단계는 '자아 차원'이고요.

두 번째 단계는 '감각 차원'입니다.

세 번째 단계는 '상태 차원'이고요.

네 번째 단계는 '공능(功能) 상태'입니다.

첫 번째와 두 번째 단계는 명상 중 장애요소를 분별하고 해결하는 방법입니다.
세 번째와 네 번째 단계는 텅 비고 고요함을 체험하는 상태, 즉, 입정(入靜)의 상태에서 일어나는 현상을 깊이 있게 이해하고 다스리는 방법입니다.

먼저 첫 번째 단계는 '자아 차원'입니다.
이 단계는 우리가 지금까지 공부했던 내용을 조합해서 이해하시면 됩니다.
"명상을 해봐야지" 하는 마음을 먹고 처음 명상을 시작하면 예상치도 못한 불편한 생각이나 잡념들과 마주하게 되죠?
대체로 좋은 일도 있겠지만 과거에 좋지 못했던 기억들 또는 떠올리기 불편한 일들~
마음에 상처로 생각되었던 일들~
이미 잊혀진 줄 알았던 좋지 않은 추억들~
이러한 불편한 생각들이 명상을 방해합니다.
"생각하지 말자" 하여도 불편한 생각이 끊이질 않습니다.
이렇게 여러 가지 내면의 마음과 생각들이 꼬리를 물고 일어나서 잡념이 발생한 상태, 이러한 상태를 '자아 차원'이라고 합니다.
사실은 불편한 기억이나 생각들을 벗어나고 싶고, 잊고 싶은데 ~

몸을 편안히 하고, 마음을 고요히 하려고 하면 할수록 더 많이 떠오르죠.

이러한 불편하고 괴로운 생각들을 벗어나기 위해 우리는 다른 무엇인가에 빠져 있게 됩니다.

그렇게 다른 무엇인가에 집중하지 않으면 밑도 끝도 없이 일어나는 생각을 벗어날 수 없습니다.

원치 않는 생각

- ✓ 잊혀진 줄 알았는데 순간 순간 떠오른다.
- ✓ 조용할때 순간 일어나는 생각
- ✓ 아픈기억이 떠올라서 고요함은 견디기 힘들다.
- ✓ 피하고 벗어나고 싶어도 내 마음을 잡고 놓지 않는 생각
- ✓ 미친듯이 일에 빠져살고, 미친듯이 무엇인가 해야만 나를 괴롭히는 생각이 사라진다.
- ✓ 몸과 마음은 쉬어야 한다. 하지만 아무 일도 하지 않는다고 해서 쉬는게 쉬는것은 아니다.

이 단계에서 '명상이 힘들구나!'라는 장애를 느낍니다.

누구라도 명상 초기에는 똑같습니다.

단순히 잡념이라면 **'단지 모를 뿐'** 만으로 극복할 수 있는데,

그렇지 않고 무엇인가 끊임없이 마음을 불편하게 하는 내면에서 일어나는 생각과 감정들이 있다면, 이것은 자기 스스로 정리하지 못하

고 마무리 짓지 못한 일들입니다.

이것은 내가 꼭 정리하고 해결해야 하는 그런 내용일 수 있습니다.

왜 그렇잖아요?

과거에 어쩔 수 없이 겪어 냈던 일들을 시간이 지나면 "괜찮아지겠지"하고 묻어두고 있었는데 꼭 명상이란 걸 해보려고만 하면 묻어두었던 그런 문제들이 꼬리에 꼬리를 물고 떠오릅니다.

사실 이것은 지금 내가 꼭 해결해야 하는 문제입니다.

이것을 극복하지 못하면 명상을 할 때마다 그런 잡념들이 끊임없이 나를 흔들게 됩니다.

또 이러한 문제들을 깔끔하게 정리하기 위해서라도 명상이 꼭 필요합니다.

이렇게 '자아 차원'에서 드러나는 생각들, 가슴 아팠던 일들, 마음의 상처들, 이런 부분들을 대할 때 우리가 쓸 수 있는 가장 큰 무기는 '연민과 사랑'입니다.

다시 말씀드리지만 '연민과 사랑'은 가장 큰 무기입니다.

어찌 되었든 불편하고 가슴 아프고, 괴로운 마음의 일들이 다른 누군가가 아닌, 내 마음에 걸려있는 것은 나의 문제이기 때문입니다.

본인 스스로 자신을 향하여 "참! 안타깝다"

안쓰럽고 안타까운 마음으로 자기 자신이라는 대상을 마주 대합니다.

연민의 마음으로 자기 자신을 마주합니다.
이런 나 자신이 참 안 됐다. 참 안쓰럽다.
이런 나 자신이 참 안 됐다. 참 안쓰럽다.
이와 같은 마음의 걸림에서 벗어나,
내가 부디 평온하고 행복하기를~
이러한 마음의 걸림에서 벗어나,
내가 부디 평온하고 행복하기를~"
이렇게 나 자신에게 연민과 사랑의 마음을 내어봅니다.
더불어 이렇게 불편한 마음의 걸림에 인연으로 얽혀있던 대상이 있다면 그 상대에게도 연민의 마음을 내어봅시다.
사실 처음부터 불편한 상대에게 연민의 마음을 내기란 쉬운 문제는 아닙니다.
하지만 나 자신을 위해, 자신의 평온함과 행복함을 위해 연민의 마음을 내어 봅니다.
"그도 참 안됐다. 참 안타깝다.
그 스스로 부족하고 어리석음을 자각하고
스스로 평온함과 행복함을 찾기를~
그 스스로 부족하고 어리석음을 자각하고
스스로 평온함과 행복함을 찾기를~"

원치 않는 생각에서 벗어 나기

- ✓ 고요 할 때 드러나는 생각은 스스로에게 가장 중요한 미션이다.
  회피하거나 물러서지 않고 정면으로 대응한다.
- ✓ 극복을 위한 무기 ➔ 다름, 연민, 사랑
- ✓ 극복을 위한 필살기
  - 솥 안에 있으면 밥 된다.
  - 어쩔 수 없는 것은 어쩔 수 없는 것이 답이다.
  - 가장 진솔한 답은 "단지 모를 뿐!"
    "그래서 괜찮아"

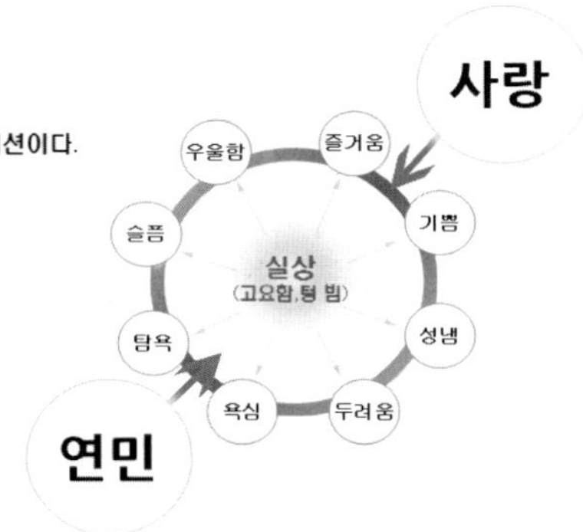

이렇게 적절한 연민과 사랑의 마음을 내어 봅니다.

본인이 수용할 수 있는 연민과 사랑의 마음이 있습니다.

하지만 처음부터 너무 지나치게 수용하려 하는 것은 좋지 않습니다.

내 마음이 받아들일 수 있는 적절한 정도의 마음을 찾는 것이 중요합니다.

그렇다고 억지로 용서하라는 이야기는 아닙니다.

용서란 내가 용서한다 해서 그의 죄가 사라지는 것은 아닙니다.

단지 나 스스로 마음의 부담을 내려놓을 뿐이며 우리가 원하든, 원하지 않든 우리는 인과(因果)의 흐름을 따라 흘러가고 있습니다.

그래서 용서의 마음보다 먼저 연민과 사랑의 마음을 내보아야 합니다.

두 번째 단계는 '감각 차원'입니다.
이것은 육체적인 걸림을 이야기합니다.
또는 명상 중에 기운이 증폭되었을 때, 기(氣)의 순환에서 나타나는 특별한 감각이 있습니다.
육체적인 걸림은 자세가 바르지 못하거나, 또는 근육 등이 굳어 있었을 때 나타나는 현상입니다.
자세는 처음부터 무리한 정좌를 하지 않는 것이 좋습니다.
각자 본인의 유연성에 따라서 자기 자신에게 맞는 자세를 취하는 것이 무엇보다 중요합니다.
그래서 평소에 경근운동(經筋運動) 또는 유연성을 높이는 운동을 꾸준히 한다면 자세에서 일어나는 불편함은 자연스럽게 서서히 사라집니다.

명상에 들어가게 되면 우리가 평소 생활 중에는 잘 느끼지 못하던 굳어 있는 근육에서 나타나는 감각을 느끼고 알아차릴 수 있게 됩니다.
몸이 굳어 있고 근육에 힘이 들어가 있는 것을 감각으로 느껴지기 시작합니다.
이런 상태는 나쁜 것이 아닙니다.
사실 명상을 바르게 하고 있다는 증거이기도 합니다.

명상상태가 깊어지면 우리가 일반의식으로 알지 못하고 있던 몸의 긴장 등을 알 수 있습니다.

평소에는 긴장하고 있음을 느끼지 못하고 있다가 그 긴장이 통증으로 드러날 때 몸이 뭉치고 굳어 있음을 자각하게 됩니다.

명상 중 '감각 차원' 단계에서는 명상이 깊어지며 몸의 긴장도 점점 깊은 이완 상태에 놓이게 됩니다.

이때에도 몸이 굳어 있음을 알게 됩니다.

조금 더 명상이 깊어지면 굳어 있는 느낌이 긴장으로 느껴지기도 합니다.

긴장이 지속 되면 근골(筋骨)이 뭉치고 굳어지게 되는 것입니다.

만약 긴장하고 있음을 알아차리게 되면, 호흡을 통하여 이완하는 방법을 실시합니다.

먼저 긴장이 되어있는 부위에 마음을 집중하고 "힘을 빼겠노라"라는 의도를 가지고 숨을 길게 내쉽니다.

이렇게 내쉬는 호흡을 이용하여 긴장을 다스려 주면 긴장이 풀리게 됩니다.

이때, 자세가 움츠러들지 않도록 바른 자세를 유지하여야 합니다.

우리가 의식하지 못하는 긴장이 문제인 것이지, 일단 의식하기 시작하면 호흡조절을 통해 반복하여 이완시켜주면, 결국 긴장을 풀 수 있게 되고, 스스로 긴장을 조절할 수 있는 능력이 생깁니다.

잠재된 긴장을 다룰 수 있게 되면 깊은 이완 상태에서 의식이 깨어 있게 됩니다.

의식이 깨어 있는 상태에서 몸은 수면보다 더 깊은 이완 상태에 이르기도 합니다

수면보다 더 깊은 이완 상태까지 이르기에 명상을 하다가 코를 골고 있는 것이 느껴지기도 하는데, 이것은 명상을 매우 잘하고 있다는 것으로 이해하면 됩니다.

이미 스스로 의식이 깨어 있는 상태에서 몸의 이완 정도가 수면 상태의 깊이만큼 들어간 것입니다.

그렇게 명상하면서 코를 고는 경우는 물론 스스로 코를 골고 있는 것을 자각(自覺)하여야 합니다.

이는 수면 상태에서 코를 고는 현상을 이야기하는 것은 아닙니다.

깨어서 코 고는 것을 볼 수 있다면, 그때는 호흡기의 위치를 약간 조절해주면 호흡이 매우 편해집니다.

대체로 뒷머리의 아랫부분을 뒤로 밀고, 아래턱을 앞으로 살짝 밀어내면서 호흡기를 조절합니다.

그러면 코골이가 사라지고 호흡은 더욱더 부드럽고 자연스러워집니다.

명상을 통해서 기운이 증폭되고 그 기운이 온몸의 경락을 타고 흐를 때 일어나는 반응들이 있습니다.
이러한 반응은 주천(周天)을 경험하고 있는 상태입니다.
그럴 때 몸에서 일어나는 떨림이나 흔들림 등 자기도 모르게 몸이 움직여지는 현상들이 있는데, 이러한 상태는 매우 축하할 일입니다.
이런 체험이 있을 때는 전문적인 지도가 필요한 상태입니다.
이 단계는 제가 개인적으로 지도를 해드리겠습니다.

세 번째 단계는 '상태 차원'입니다.
'상태 차원'은 텅 비고 고요함을 자각한 상태, 깨어서 본래 마음을 보고 있는 상태입니다.
이러한 상태에 이르면 얻어지는 것이 많으며 공부의 성취도가 매우 높아집니다.
이 상태에는 공부를 이끌어 주는 스승의 점검이 필요합니다.
제 경우에는 '상태 차원'을 체험하고 나서 엄청난 혼동을 느꼈습니다.
그동안 제가 가지고 있었던, 나 자신이 스스로 가지고 있던 모든 앎에 대한 엄청난 혼돈을 느꼈습니다.
다행스럽게도 은사 스님께서 바른길로 인도해 주셨기에 더 성장할 수 있는 계기가 되었습니다.

네 번째 단계는 '공능(功能) 상태' 입니다.
'공능 상태'의 단계는 '상태 차원'에 이르는 것이 매우 능숙해지면 일어나는 현상입니다.
'상태 차원'을 처음 깊게 체험하면, 이것은 일반적인 상태가 아닌 전혀 다른 차원의 세계에 들어간 경험을 합니다.
따라서 처음 경험할 때는 엄청난 몰입감이 일어납니다.
그래서 텅 비고 고요함 이외에는 그 어떤 것도 없는 상태를 체험하게 됩니다.
텅 비고 고요함 그 차제가 너무나 강하게 와 닿기 때문에 고요함에 몰입도가 매우 높아집니다.
'상태 차원'의 잦은 체험으로 능숙해지면 텅 비고 고요함 속에 의식작용이 있는 것을 자각하게 됩니다.
이러한 현상들이 계속해서 반복되다 보면 능숙함 때문에 텅 비고 고요함 이외의 육체적인 부분 또는 주변의 상황들에 대해서 살펴볼 수 있는 여유가 생깁니다.
그래서 텅 비고 고요함 속에서 깨어 있음이 또렷하게 자각이 되며 실상과 현상에 대한 어떤 자명하고 명백한 사유가 일어나기 시작합니다.
이때, 일어나는 현상들은 말로 표현할 수 없는 여러 가지 현상들이 있습니다,

이 상태를 '공능 상태'라고 합니다.

이렇게 4가지 단계: 자아 차원, 감각 차원, 상태 차원, 공능 상태까지 이야기했습니다.
이와 같은 4가지 단계가 수련을 열심히 하고, 오랜 기간 수련했다고 해서 '상태 차원'이나 '공능 상태'를 누구나 경험할 수 있는 것은 아닙니다.
그리고 이제 갓 수련을 시작했다고 해서 '상태 차원'에 들어갈 수 없는 것도 아닙니다.
평생 명상수련을 하였는데, '자아 차원' 하나조차 극복하지 못하는 경우도 허다합니다.
그 이유는 사람마다 마음 정보가 다르기 때문입니다.
그래서 명상단계에 너무 욕심을 낼 필요는 없습니다.
생활 속에 인연이 닿는 대로 편안하게 명상하는 습관을 길들여 주는 것이 중요합니다.
'나는 어느 단계까지 이루리라.'라며 욕심을 내고 명상수행을 하면 오히려 명상이 힘들어집니다.

지금까지 내용은 과거에 선배들이 이미 다 깨닫고 체험했던 내용이기 때문에 우리가 꼭 다시 모든 단계를 체험하고 깨달아야 할 이유는 없습니다.

왜냐하면 '상태 차원'을 체험해봐도 어차피 같은 이야기를 할 수밖에 없기 때문입니다.

'상태 차원'을 체험해서 일어나는 현상을 잠깐 이야기해 보겠습니다.

일단은 텅 비고 고요함을 체험할 수 있습니다.

텅 비고 고요함이 강하게 체험되면 그것들이 예전부터 내 안에 있었던 것을 알 수 있습니다.

순간순간 내가 살아오면서 경험했구나.

'아! 내가 예전부터 체험하고 있었구나, 알겠구나' 싶은 그런 내용이 있습니다.

또 내가 알고 있는 '나'라는 존재와 그 본질(텅 비고 고요함)이 둘이 아니고 서로 작용하고 있었구나.

우리가 존재라고 알고 있는 느낌, 감정, 생각, 판단, 뭐 이런 것들이 마음 정보와 조건에 따라서 일어나지만 결국은 본래 성품 따라서 회귀합니다.

나에게 성냄이라는 것이 일어나도 끝도 없이 화를 내지는 않잖아요? 어느 순간, 적절한 수준에서 마음이 조금 안정이 되거나 고요해질 때, 온전한 나의 실상은 '텅 비고 고요함' 이였구나.

'텅 비고 고요함'이 항상 함께하는구나!라는 것을 알 수 있습니다.

물론 명상을 하지 않는 상태에서 겉으로 드러나지는 않지만, 욕구불만으로 자아를 느낄 때, 괴로운 에고(ego)의 마음이 끝까지 가지 않고 다시 평온한 마음으로 다스려지는 것을 보았을 때,
'텅 비고 고요함'이 함께 한다는 것을 알 수 있습니다.

나의 본성,
본질의 나,
실상의 나,
이것은 내 이름 밖에 있지 않아요.
내 이름 이전에 있습니다.
그래서 이름 지어진 '나'와는 달라요.
그곳은 그냥 텅 비고 고요해요.
그렇다고 그게 내가 아닌 게 아니라, 온전한 '나'입니다.
그게 온전한 '나'라고 자각할 때 이것을 예전에는 "왜 몰랐을까?"라고 다시 한번 되물어 본다면 아무리 광범위한 지식이 많아도 그것을 알 수 있는 내용은 아닙니다.
수행으로 증득(證得) 해야만 알 수 있는 내용입니다.
지적(知的)인 것이 아니라, 각적(覺的)인 내용이라서 이것은 다른 차원의 내용입니다.
일상생활 중 나에게서 발현되고는 있지만, 극히 미미하고
아주 미묘해서 우리 의식으로는 알 수가 없습니다.

평상시의 우리 의식으로는 전혀 알 수가 없어요.
나의 본 성품은 마음 깊은 곳에 있습니다.
평소에는 알 수 없고, 일상생활 속에서는 '나'라고 알고 있는 에고(ego)의 마음을 따라서 살아갑니다.
이러한 일상의 마음은 본래 성품과는 거리가 멀죠.
본래의 성품을 망각하고 살아가기 때문입니다.
하지만 결국은 본래의 성품으로 회귀(回歸)합니다.
본성의 회귀(回歸) 능력이 사람에 따라 다르겠지만 그 적절함의 기준이 한 사람의 인성이라고 볼 수 있을 것입니다.

상태 차원을 경험하고 나면 누구나 같은 얘기를 합니다.
그래서 우리가 꼭 경험하지 않아도 알 수 있고, 깨달음 이후의 공부를 누릴 수 있고 또 이룰 수 있는 그러한 시대에 살아가고 있습니다.
참~ 시대 잘 만났지요!
다음 시간에는 '상태 차원'과 '공능 상태'를 이루었을 때 우리가 나아갈 방향이 무엇이고, 그것이 나의 삶과 어떠한 관계가 있는지에 대한 내용을 나누어 보는 시간을 가져 보겠습니다.

괴로움

욕망 때문에 괴롭습니다.

성냄이나 어리석음 때문에 괴롭습니다.

사랑을 갈구하니 괴롭습니다.

살아있다는 것이 괴롭습니다.

괴롭기에 누군가를 원망하고,

매사가 불만이며,

불만스러움에 누군가에게 증오와 저주를 퍼붓습니다.

여기는 지옥입니다.

행 복

욕망에 끌려다니지 않으니 행복합니다.
탐(貪) · 진(瞋) · 치(癡)를 멀리하니 행복합니다.
사랑 속에 탐 · 진 · 치를 분별하니 행복합니다.

나의 생명현상을 연기(緣起)로 보니 고맙고 행복합니다.
고맙기에 감사하며,
감사하기에 소중함을 알고
소중한 대상의 행복을 바라기에 사랑을 느낍니다.

사랑을 느끼고 행복을 기원하며
감사의 마음으로 사랑하기에 더욱더 행복합니다.

집 착

사랑이 괴로운 이유는 집착 때문입니다.

즐거움이 괴로운 이유는 집착 때문입니다.

기쁨이 괴로운 이유는 집착 때문입니다.

좋은 것에 집착하니 괴롭고,

싫은 것을 멀리하고자 집착하니 괴롭습니다.

괴로움!

그 이유는 집착 때문입니다.

명상9

참회와 용서

나는 나의 욕심으로
나의 몸과 마음에 어떠한 해가 될 만한 잘못을 했다면,
참회하고 용서받기를 원하며 나를 용서합니다.

나는 우리 가족의 구성원으로
나와 가족에게 누가 될 만한 어떠한 잘못을 했다면
참회하고 나의 과오(過誤)를 용서받기를 원합니다.
우리 가족이 어떠한 잘못을 했다면,
나는 나의 평온과 행복을 위하여 용서합니다.

나는 나의 이름을 걸고
나의 부모님과 조상님들께 내가 알든 모르든 어떤 상황에서
그들에게 누가 될 만한 어떠한 잘못을 했다면,
참회하고 나 자신의 과오(過誤)를 부모님과 조상님들께
용서받기를 원합니다.

나는 내가 사는 이 지역의 구성원으로서
내가 알든 모르든 나 자신의 이익을 위해,
지역사회에 누가 될 만한 어떠한 잘못을 했다면
참회하고 용서받기를 원합니다.
나는 이 나라의 국민으로서
내가 알든 모르든 어떤 상황에서
국가에 누가 될 만한 어떠한 잘못을 했다면,
참회하고 나 자신이 용서받기를 원합니다.
나의 이익을 위해
인류에 누가 될 만한 어떠한 잘못을 했다면
참회하고 용서받기를 원합니다.

나는 나의 소중한 인연들이
그들이 알든 모르든 어떤 상황에서

나와 주변에 어떠한 잘못을 했다면,
내가 평온하고 행복하게 살 수 있도록
자비의 마음으로 나는 용서합니다.

그들 모두 참 안됐다.
참 안쓰럽다.
참 안타깝다.
어리석음과 욕심에서 벗어나
평온하고 행복하기를~
그들이 어리석음과 욕심에서 벗어나
평온하고 행복하기를~

또한, 나 자신의 과오(過誤)가 있다면
참 안됐다.
참 안타깝다.
참 안쓰럽다.
내가 이러한 어리석음과 욕심에서 벗어나,
평온하고 행복하기를~
내가 이러한 어리석음과 욕심에서 벗어나
평온하고 행복하기를~

내가 평온하고 행복하기를 원하는 것처럼

모든 존재들, 모든 생명들, 모두 모두 평온하고 행복하기를~

내가 평온하고 행복하기를 바라는 것처럼

모든 존재들, 모든 생명들, 모두 모두 평온하고 행복하기를~

평온하고 행복하기를~

제4강

다차원 해체와 분석

이전에 공부했던 내용부터 요점을 정리하고 이번 수업의 주제를 풀어 봅시다.

"깨어 있기"란? **'몸은 여기 있는데, 마음도 여기 있는가?'**

다수의 사람이 몸 따로, 마음 따로(몸은 지금 여기, 마음은 과거나 미래, 또는 다른 공간에 있습니다.)

그래서 몸이 있는 곳에 마음을 '지금 여기'로 가져오는 것이 '깨어 있기'입니다.

그러면 어떻게 깨어 있을 것이냐?

눈을 통해서, 귀를 통해서, 냄새를 통해서, 맛을 통해서, 감촉을 통해서 이렇게 오감을 통해서 깨어 있는 명상을 했습니다.

이것이 '**깨어서 감각 보기**'입니다.

'깨어서 감각 보기' 과정까지는 유형(有形)의 몸을 대상으로 깨어 있는 명상이기 때문에 조금은 수월합니다.

감각에 깨어 있는 것만으로도 명상이라는 공부를 했을 때와 하지 않을 때의 차이는 큽니다.

예전에는 눈을 통하여 보이는 대상에 이끌려 빠져 있거나

귀에 들리는 소리에 이끌려 빠져 있거나,

맛에 빠져 있거나 냄새에 빠져 있는 상황이 많았습니다.

하지만 명상공부를 할 때는 알아차림하고, 한 걸음 물러서서 보이는 대상에 대하여 **깨어서** 이렇게 보여지고 있구나!

들려지는 것에 대하여 이렇게 들려지고 있구나!

그래서 보이는 대상과 들려지는 소리, 냄새와 맛, 감촉까지 감각에 빠져 있지 않고, 한 걸음 물러서서 관찰하는 시간을 가졌습니다.

다음은 '**깨어서 느낌 보기**'와 '**깨어서 마음 보기**' 과정을 공부하였습니다.

느낌, 감정, 마음의 반응들에 대해서 깨어 있는 것은 우리의 삶과 생활 그 자체를 관찰하는 것이기 때문에 이것을 모를 때는 항상 무언가에 쫓기면서 살아가지요.

화가 나면 화가 난 상태에 빠져 있고,

기쁘면 기쁜 대로 기쁨에 빠져 있고,

즐거우면 즐거운 대로 즐거움에 빠져 있고,

그런데 지금은 어때요?

화가 나면 화가 일어나는 것을 알고 깨어 있죠.

좋으면 좋다는 것을 알고 깨어 있고,

싫으면 싫다는 것을 알고 깨어 있고,

기쁘면 기쁘다는 것을 알고 들뜸에 깨어 있고

이렇게 깨어서 마음의 반응들을 관찰했습니다.

이것을 차원으로 나누어 보면 현상을 관찰하는 차원입니다.

마음(心) 밖으로 드러나 있는 것들, 즉 의식(意識)으로 드러난 부분,

이러한 부분은 깨어서 **현상**을 보는 것입니다.

마음의 거친 부분부터 아주 미세하고 미미한 부분까지 깨어서 보는데, 현상 속에서 가장 깊이 있게 깨어서 '알아차렸다'라고 볼 수 있는 알아차림은 어느 단계까지 가능할까요?

깨어서 의도나 욕구까지 볼 수 있다면 현상에 대하여 매우 깊이 있게 알아차린 것입니다.

깨어서 현상을 볼 때 의도를 보았는가?, 욕구를 보았는가?

이러한 경계를 이룬다면 크게 얻어지는 것들이 있습니다.

그러면 이제 차원을 분류하여 이야기해 봅시다.
현상에서 이야기하는 '나'란 본래 성품을 이야기하는 것은 아닙니다.
'본래의 나는 텅 비고 고요한 것' 이것이 본래 성품입니다.
이것을 '나' 또는 '자아'라고 할 수는 없어요.
'나'라는 이름이 지어지기 전의 것이죠.
현상의 '나'라고 할 수 있는 부분은 생각 판단하고, 감각 하고, 느끼고, 이야기하고 있는 것이 3차원의 단계의 '나'이고요.
이런 '나'는 항상 변하죠. 고정되어 있지가 않습니다.
겉으로 드러나 있는 '나'는 어떤 형태로 드러날까요?
몸으로 드러나 있는 '나', 생각으로 드러나 있는 '나'
느낌으로 드러나 있는 '나', 의지로 드러나고, 혹은 '나'라고 알고 있는 앎의 '나'로 드러납니다.
그렇게 이것이 '나'라고 느끼고 생각하고 판단하지만
이런 판단의 근거는 어디에 있을까요?
본연의 고요함이 나의 무의식을 투과해서 현상으로 드러나는 것입니다.
제가 예전에 영화에 비유하여 이야기한 적이 있지요?
영사기 이야기를 했습니다. 본래의 빛이 있습니다.
이 빛은 예전에는 엄청 밝은 카본을 태워서 빛을 쐈잖아요.
빛을 쏘아서 '무의식' 즉, '필름'이라는 것을 투과해서 '스크린에 현상되는 것' 이것이 3차원의 '나'이고, '필름'은 '내 무의식 안에 내재 되어있는 것'이에요.

필름은 '마음 밭의 씨앗'이에요.

여기를 투과하면 이제 생각과 판단을 할 수 있습니다.

외부적인 상황과 조건에 반응하여 필름을 통하여 스크린에 현상되는 빛의 색깔은 이미 정해져 있어요.

그래서 필름을 투과하는 과정에서 우리의 욕구, 의도 이런 것이 드러납니다.

예를 들어서 오감을 통하여 욕구가 드러나면 먹고 싶고, 보고 싶고, 듣고 싶고, 향기 맡고 싶고, 안락하게 쉬고 싶고~

이러한 감각적 욕구로 발현되며, 이때 너무 지나치게 욕구를 표출하면 '탐욕'이라 합니다.

그뿐만 아니라 밑도 끝도 없이 일어나는 잡념들, 그로부터 일어나는 감정들~

이러한 번뇌 망상들로 인한 괴로움이 '나'라는 존재를 자각하게 만듭니다.

'자아 차원'에 있는 '나'의 대표적 성향은 탐욕(貪慾)입니다.

욕구가 지나친 것을 '탐욕'이라고 하지만, '탐'이라는 것을 사전적 의미로 풀어서 말해 보면, 그렇게 나쁜 뜻은 아닙니다.

'탐'이란 '스스로 좋아하는 것에 대하여 집착하는 행위'

우리가 살아가는 삶이 그렇잖아요.

좋아하는 것에 집착하지 않으면, 그 사람은 무기력한 사람이죠.
그리고 욕심이라는 것은 나의 앎 또는 내 방식으로 타인을 내 의지대로 끌고 가려고 하는 마음입니다.
세상에 그렇지 않은 사람이 어디 있겠어요?
살아가면서 내 의지를 관철하려고 열심히 노력하면서 살아갑니다.
하지만 이것이 너무 지나치면 욕심이지요.
어쨌든 현실 속에서 자기 수행 없이 살아간다면
본인의 욕구 때문에 일어나는 마음들,
즉 탐-진-치가 이끄는 방향대로 살아가게 되어 있습니다.
그래서 수행을 한다는 것은 탐-진-치의 방향으로 나가는 것이 아니고, 그 반대의 방향을 향하여 나가려 하는 것이지요.
그렇게 본래의 '나', **실상의 본래 모습**이 **1차원**입니다.
여기에는 '나'가 없다고 했습니다.
'나'도 없고, '너'도 없고. 하지만 우리는 있습니다.
모두가 여기에 있습니다.
쉽게 얘기하자면 명상을 통해서 드러나는 마음에 걸림이 없는, 실상의 본래 모습에 깨어 있는 상태를 이야기합니다.
그래서 텅 비고, 고요하고, 평온하죠.
이것을 '실상의 나'라고 이름 짓기도 하고, 또는 진여, 본래 성품, 참나, 등 여러 형태로 말하는데 이 또한 이름일 뿐입니다.

이걸 자각하고 한 번이라도 체험하고 경험한 분들은 이름은 달라도 모두가 같은 내용의 이야기를 합니다.
그래서 답은 5강에서도 이야기했지만,
실상의 체험담은 이미 여러 형태의 기록이 있어서 굳이 여러분이 꼭 그것을 경험해야 다음 단계로 나갈 수 있는 것은 아니라고
말했었죠.
삼매(三昧)나 견성(見性)의 단계를 체험하지 않아도 이 시대에는 그 이상의 공부가 가능한 것을 이야기했습니다.
꼭 우리가 깨닫지 않아도 다음 공부를 할 수가 있습니다.
앞서 깨달으신 선각자들께서 알려주신 너무도 많은 가르침의 말씀이 있었고요.
또 열심히 수행해서 견성(見性) 한다고 하더라도 모두가 같은 이야기를 하게 됩니다.
그리고 삼매를 체험해봐도 과거에 스스로 경험했을 것 같은 느낌이 있습니다.
우리가 일상 속에서 최고로 느꼈던 안도감, 또는 최고의 위기를 극복하고 바로 이어지는 마음, 욕심의 끝을 보고 그 욕심을 놓았을 때 등~
지난 삶에서 가끔 느끼고 있었던 '찰나의 깊은 고요' 이런 내용이 극대화되어 나타나는데 '그렇구나'하는 자각(自覺)입니다.

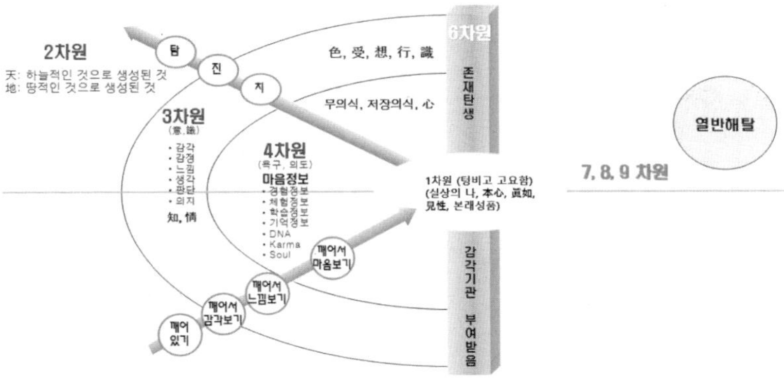

다차원 해체와 분석

'실상의 나'가 밖으로 발현되는 과정을 거쳐 가는 곳이 4차원입니다. 그리고 현상 속에서 감각 기관을 통해 지금 여기라는 현실을 살아가는 '나', 그렇게 현실 속에서 느끼고 있는 '나' 이것이 3차원이죠. 그 외에 바깥쪽에 하늘의 것과 땅의 것으로 생성된 것들이 있는 그 단계가 2차원입니다.

그래서 천지(天地) 대자연은 2차원이죠. 동물도 2차원에 속합니다. 동물은 인간처럼 높은 지능을 갖출 수 없지요.

그런데 동물들도 인간의 의식과 의도가 섞이게 되면 차원이 달라집니다.

내가 강아지를 예뻐하고, 귀여워 해주고, 길들이고, 토닥거리면서 함께 생활하면, 강아지도 차원이 높아집니다.

옛날이야기 중에 용맹한 장군은 전쟁터에서 말과 한 몸이 되어서 싸웠잖아요? 그런 말(馬)들은 차원이 달라요.
대자연에서 뛰어노는 짐승들과는 차원이 다릅니다.
핵심이 뭐냐면, 인간이 동물의 삶에 관여되어 있을 때는 동물도 3차원이라는 것입니다.
이렇게 차원을 나누어서 이야기해봤습니다.

자, 몇 가지 빠진 게 있네요.
이렇게 1차원에서 4차원, 4차원에서 3차원, 3차원과 2차원으로 우리가 살아가는 현상 속의 모든 과정은 실상에서 현상으로 나아가는 삶입니다. 범부(凡夫)가 살아가는 방향입니다.
실상에 대한 바른 이해가 없이 현상만을 바라본다면,
탐-진-치, 세 가지 삼독심을 알아차리기 어렵죠.
보통의 사람들은 욕구가 발현되고, 의도가 발현된 삶을 살아갑니다.
하지만 수행은 반대 방향을 향하지요.
깨어 있기, 다음에 **깨어서 감각 보기, 깨어서 느낌 보기, 깨어서 감정 보기, 깨어서 마음 반응 보기,** 여기까지가 현상이라고 했습니다.
조금 더 깊이 관찰하여 '**깨어서 의도 보기**' 까지 들어갈 수 있다면,
현상에 대한 가장 핵심을 볼 수도 있습니다.
다시 강조하지만 이러한 과정은 '**현상에 깨어 있기**'입니다.

깨어서 마음보기, **깨어서 고요함**의 과정은 마음의 걸림을 해결하는 데에 꼭 필요한 매우 중요한 내용을 가지고 있습니다.
명상이 깊어지면 마음에 걸림이 일어납니다.
이때는 반성과 참회, 그리고 나에 대한 것과 대상에 대한 것은 근본적으로 연민과 사랑으로 다가서야 합니다.
"이러고 있는 나 자신이 참! 안됐다, 참! 안쓰럽다."
"이러한 어려움과 괴로움에서 벗어나 내가 부디 평온하고 행복하기를~"
인연으로 얽혀있던 대상에게 "그도 평온하고 행복하기를~"
이렇게 반복하여 토닥거리고 위로했어요.

명상이 깊어질수록 이전엔 감각 하지 못했던 긴장들을 느끼게 됩니다. 긴장을 느끼고 알아차리면 다스릴 수 있게 됩니다.
이렇게 명상이 점점 깊어지고, 결국은 몸의 상태는 수면 상태 이상으로 이완됩니다.
몸은 수면 상태에 있지만 의식은 깨어서 관찰하고 있는 것입니다.
몸이 통제하는 것이 예전에는 의식이 통제하지 못하던 경계, 무의식에 속하는 몸의 긴장을 의식으로 느낄 수 있고, 감각 할 수 있고, 이렇게 알아차린 긴장은 내쉬는 호흡을 통하여 조절하고 이완하며 깊은 명상에 들어갑니다.

결국은 **깨어서 고요함**을 체험하게 됩니다.
고요함은 실상이에요.
마음의 장애요소를 극복하는 과정은 현상에 집중한 상태입니다.
실상은 텅 비고 고요한 상태입니다.
내 이름 이전의 순수한 '나'이고요.
자아가 있는 3차원의 '나' 이전의 것입니다.
그리고 거기는 나도 없고, 너도 없고, 경계가 없습니다.
구태여 경전의 내용을 들어서 얘기하자면 시작이 없고, 끝이 없는 것, 무한대의 것이죠.
나와 너는 없지만 우리는 있습니다.
모두가 그곳에 있는 것이고, 모두가 그런 체험의 가능성을 가지고 있습니다.
단, 어떤 마음의 걸림이나, 자신의 에고(ego)에 따라서, 또는 업(karma)에 따라서, 무의식의 조건들에 따라 '체험할 수 있느냐 없느냐'의 차이가 있는 것이며, 실상의 '나' 즉 본성이 있는 것은 다 똑같습니다.
그리고 이전 과정에서 현상에 대한 '알아차림' 수행을 꾸준히 반복했습니다.
"화가 남, 화가 남, 화가 남.
짜증 남, 짜증 남, 짜증 남.

즐거움, 즐거움, 즐거움.
기쁨, 기쁨, 기쁨."
이러한 마음의 반응을 '알아차림' 했잖아요.
그렇게 깨어서 '알아차림' 하며 대상에 집착하지 않았습니다.
그렇다고 이것을 벗어나려고 애를 쓰지도 않았어요.
잘못 생각하면 즐거워하는 것도 무상(無常)한 것이기 때문에 즐거워할 필요도 없다, '그것도 허무한 것이다.' 이렇게 착각할 수 있는데.
아닙니다!
즐거운 것은 즐거운 것입니다.
명상하기 때문에 즐거운 것이 즐겁지 않으면 안 돼요.
단지, 즐거운 것은 즐거운 것이되 즐거운 것에 빠져 있지 않고 즐거운 것을 알아차리고 즐거워함에 깨어 있는 것입니다.
사실을 있는 그대로 또렷하게 알아차리는 것이 중요한 것이지, 그것을 무시하거나 지워버리는 것은 아니에요.

지금부터 지향해야 할 부분들은 실상에 대한 자각(自覺)입니다.
각자의 깊은 마음에는 텅 비고 고요함이 있습니다.
저의 경험으로는 공(空)의 상태가 스스로 자각하고 체험하기 이전부터 우리에게는 조금의 짐작과 경험이 있었습니다.
순간순간 우리의 삶에서 그것을 경험하고 있었어요.

쉽게 이야기하면 혼이 날 만한 일을 하고, 혼이 날까 두려워하고 있다가 크게 혼나고 난 뒤에 오는 안도감, 그럴 때 크게 한숨 쉬고 나면 찾아오는 평온함~

COVID 19나 여러 가지 전염병으로 인해 집 밖이 위험한 상태인 경우, 평소라면 집에 가만히 있는 것이 답답해 견디기 힘들었겠지만, 밖에서 일어나는 엄청나게 불안한 뉴스를 보며 소파에 가만히 앉아 있을 때 느껴지는 안도감, 이런 것도 약간의 공(空)한 체험일 수 있습니다.

우리가 화가 나더라도, 화가 나서 미치지 않는 경우는 이렇게 내면에 공(空)한 실상의 본 모습이 있기 때문이죠.

이것이 본래 나의 참모습입니다.

그러므로 이 본래 모습이 발현되면서 성냄이라는 것이 고요함으로 회귀하고, 즐거움이라는 것이 고요함으로 돌아오는 것입니다.

우리는 이제 생활 속에서 그렇게 현상을 깨어서 보고, 실상의 자각을 같이 끌어내 줘야 합니다.

어떻게 하는지 그 방법을 한 번 알아봅시다.

자, 먼저 5차원의 내용을 풀어 봅시다.

일단은 깨어서 현상을 보는 것이 우선입니다.

예를 들어 화가 났을 때,

"화가 남, 화가 남, 화가 남"

깨어서 화가 난 나의 모습을 지켜보고 있는 것이 **현상**입니다.

"하지만 본래의 나, 실상의 나, 텅 비고 고요하다." 이것은 **실상**입니다.

"화가 남, 화가 남, 화가 남, 하지만 본래 나는 텅 비고 고요하다."

실상의 마음과 현상의 마음을 동시에 발현시켜 주는 것입니다.

그랬을 때 우리에게 스스로 일어나는 생각과 판단이 있습니다.

그냥 마음의 반응만 알아차리는 것으로 수행을 한다면 좋겠지만 우리는 생활인입니다.

순간순간 무엇인가 타인과 협상을 위해 결정하고 판단해야 하지요.

그러한 결정과 판단으로 삶을 살아갑니다.

현상이라는 것이 탐욕에 끌려간다고 했습니다.

탐욕도 많은 사람이 있고, 적은 사람이 있지요.

예를 들어 탐욕의 최고 수치인 10인 사람이 있고, 탐욕이 5인 사람이 있는데, 중심기준을 2.5로 잡는다면, 탐욕이 10인 사람은 자기 자신을 엄청나게 억압해야 합니다.

저의 경험으로는 출가자가 아닌 이상 억압하고 누르고 참으면 결국 감당하기 힘들어서 터지는 부분이 있었습니다.

그래서 스스로 또렷이 깨어서 성냄에 빠져 있는 상황을 '알아차림' 하였습니다.

"화가 남, 화가 남, 화가 남" 그런데 더 화가 나요!
깨어서 알아차리는 것이 더 화가 나요.

그래서 타인과의 관계에 대한 문제는 타협의 중심을 잡아야 해요.
내가 2.5로 돌아올 수가 없는 탐욕이 있다면,
내가 돌아올 수 있는 수치는 5에서 10 사이겠죠.
하지만 그것을 2.5로 중심을 잡아놓으면 나를 억눌러야만 합니다.
억누르다 보면 진짜 공부하기 싫어지기도 하고.
억누르는 것은 언젠가는 결국 터지기 마련입니다.
물론 탐욕을 수치로 나타낼 수는 없지만, 여러분의 이해를 돕기 위해서 비유를 해 보았습니다.
이렇게 현상과 실상 안에서 중심을 잡습니다.
물론 출가자의 수행법은 다르죠.
칠각지(七覺支) 중에서 택법각지(擇法覺支)의 단계 수행으로 법을 통한 판단에 능숙해져야 합니다.
공(空)이 실상인데 이 실상은 텅 비고, 고요함, 평온함, 무상한 것이고, 다 변하는 것이고, 집착할 바가 없고~
이러한 내용을 모든 나의 현상 속에 잘못 대입시키면
엄청나게 무기력하고 무책임한 사람이 될 수도 있습니다.
실상의 내용은 명백하고 자명한 진리임은 맞지만, 일반의 사람들에게는 무기력하고 무책임한 내용일 수가 있습니다.
우리는 일상생활 속의 현상과 실상 사이에서 중심을 잡아야 합니다.
현상이라는 발과 실상이라는 발, 두 발만 디디면 됩니다.
탐욕을 억누르고 참으려 애쓰지 마세요.
그냥 탐심과 본심의 양극을 딱 잡아주면 그 안에서 다스릴 수 있게 됩니다.
실상은 0이고 현상이 10이라면, 0에서 10 사이의 내용은 모두 중심이 되지요.
이것은 태극의 원리이기도 합니다.
좌(左)가 있어야 우(右)가 있는 거지요.
현상에만 깨어 있는 것은 한 발로 뛰는 거예요.
우리가 현상 속에서만 살다가 실상을 자각한 후
"지금 조급함, 조급함, 조급함 하지만 나의 본질은 텅 비고 고요하다."라고 한 번 고요함에 몰입해 주는 것은 한 발로 뛰고 달리다가 또 다른 한 발을 디뎌주는 것과 같습니다.
현실에 쫓기고 있던 힘든 마음이 여유를 찾을 수 있습니다.
그렇게 현상과 실상 안에서 중심을 딱 잡아주는 거예요.
그래서 그 양극단 안에서 협상의 해답을 찾아야겠지요.
해답의 내용을 우리 함께 풀이해 볼까요?

우선 **명답**이 있습니다.

명답은 나에게 유익하고, 대상에게도 유익하고 모두에게 유익한 것, 이것이 명답입니다.

이 명답은 진정 추구할 방향이고, 이것이 바른 방향이며 그런 내용이 있다면 열정을 다 쏟아도 되겠지요.

그런데 협상의 관점에서 볼 때 그렇지가 않습니다.

왜일까요?

나의 욕구와 대상의 욕구가 부딪치기 때문입니다.

그렇지 않은가요?

현실을 살아가는 것은 이해득실(利害得失)을 계산할 수밖에 없지요.

내가 이득을 취하면 상대는 뭔가 조금 손실을 볼 경우도 있고,

상대에게 이득을 주려면 내가 조금 손실을 감수해야 하는 부분이 있잖아요.

그러면 그 안에서 적절함을 찾는 겁니다.

내가 이득을 취했고, 상대가 손실을 본 경우라면 지금의 손실에 대하여, 또 다른 상황에서 손실의 대가를 줄 수 있습니다.

그러면 서로가 좋은 관계가 되겠죠.

그럴 수 없는 경우라면, 그에 대한 인과(因果)를 내가 받겠다는 적절한 마음자세가 필요합니다.

서로 상대를 존중하고 만만하게 보지 않으며, 바르게 대한다면 그에

따른 인과(因果)의 결과를 경험하지요.

그러므로 내 안에서는 그 적절성은 해답이 되는 거예요.

본래의 평온한 마음과 욕심, 두 마음 사이에서 적절성을 찾는 겁니다.

그래서 이러한 적절성이 자신의 탐욕에 끌려가지 않고,

나를 다스리는 힘이 되며 지혜를 성장시킬 **해답**이 됩니다.

제각기 훌륭한 해답을 찾을 수 있지만, 종교적 관점에서 수행자가 도덕적이고 윤리적으로 지켜야 할 규칙이 있습니다.

이러한 규칙을 계(戒)라고 합니다.

기독교에서 십계명은 모든 기독교인이 지켜야 합니다.

불자(佛者)라면 본인이 받은 계(戒)는 지켜야 하겠지요.

하지만 종교를 통하여 억압받고 싶은 생각은 없어서 수계(受戒)를 거부하기도 합니다.

현상과 실상의 중심 잡는 지혜가 능숙해지면,

계(戒)를 지니고 수행하는 노력도 필요합니다.

그런데 지금은 능숙함을 찾는 것이 중요합니다.

스스로 수긍할 수 있을 만한 나만의 정당성이 있어야 합니다.

본인도 수긍할 수 없는데, 지켜야 할 규정이라면 갈등을 만들지요.

규정을 지켜 낼 만한 재목이 안 되는데 억지로 지켜야 한다면, 공부나 수행이 싫어질 것입니다.

나에게 이익이 되고 상대에게 약간의 손실이 있어도, 실상과 현상 속에서 탐욕 쪽에 가깝다면, 이것은 **현상**에 편중(偏重)되어있는 것입니다.

그러나 **실상**을 완전히 망각한 상태는 아니고, **실상**을 생각하고 있지만, 상황이 현상 쪽으로 많이 끌리고 있다면 거기서 해답이 나오겠지요.

욕심이 앞서는 경우입니다.

그래도 선을 넘지 말아야 할 부분이 있습니다.

먼저, 최소한 피해자는 만들지 말아야 합니다.

다음으로 타인의 능력을 악용하지 말아야 합니다.

타인의 능력이나 나의 능력이 세상에 활용되는 것은 좋은 일입니다.

그만큼 우리의 능력이 가치가 있다는 증거잖아요.

하지만 사람을 도구처럼 이용하거나 악용하여 피해자를 만드는 것은 하지 말아야 합니다.

5차원의 중심 잡기

이것이 우리가 앞으로 실행해야 할 부분입니다.

일단 깨어서 **현상 보기,** 감정이나 느낌 마음 반응을 알아차리고 다음으로 나의 **실상 보기**에 집중합니다.

예를 들면 생각이 복잡할 때 "복잡함, 복잡함, 복잡함" 깨어서 **현상**을 봤잖아요.

"하지만 나의 본질은 텅 비고 고요하다!"

스스로 **실상**을 염두에 두고 계속 반복하여 드러냅니다.

그러면 진짜 신기할 정도로 마음이 빨리 안정을 찾습니다.

그래서 감정을 다스리고 상황을 바르게 관찰함에 도움이 됩니다.

"기쁨, 기쁨, 기쁨 하지만 나의 본질은 텅 비고 고요하다."

5차원 : 양극단을 통해 적절함 추구 (현상 ↔ 실상)

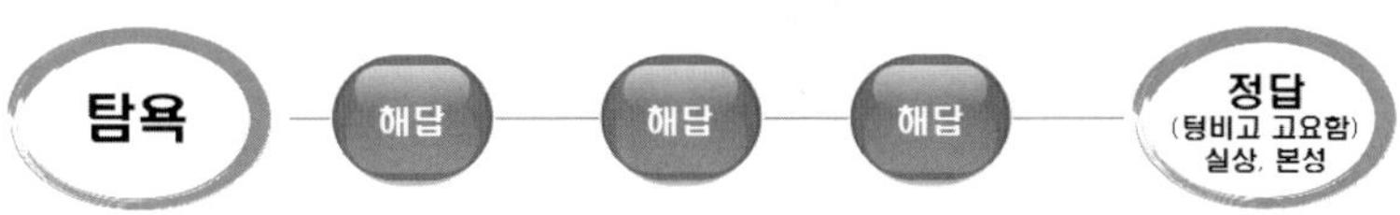

- **정 답** : 텅비고 고요함 (결과 : 무기력, 무책임 가능성이 내재됨)
- **명 답** : 나에게 유익하고 대상에게 유익하며 모두에게 유익한 행위 (바른 행위, 추구할 방향)
- **해 답**

① 나에게 유익, 대상에게 무익
② 나에게 무익, 대상에게 유익 } 인, 과를 통해 결과를 감수하려는 적절함을 찾는 마음자세 (Win-Win)
③ 피해자를 만들지 않는 것이 좋다
④ 이용은 가치성이 있다는 증거, 하지만 악용 안됨

제5강
깨어서 마음보기

신수심법(身受心法)의 깊이로 마음 반응을 관찰해보면 감각, 느낌, 생각을 일으키는 모든 대상이 끊임없이 변화하는 것을 알 수 있습니다.

무형(無形)의 대상일 경우 더욱 빠르게 변화합니다.

이렇게 무상(無常)한 마음의 대상 속에는 '나'라고 할만한 고정된 실체도 없습니다.

스스로 여겨지는 자아가 있다고 하여도 항상 일정하게 고정되어 있지는 않습니다.

이렇게 무상(無常)과 무아(無我)로 마음을 깊이 있게 경험할수록 정견(正見)으로 사유하고, 법(法)에 대한 믿음을 가질 수 있게 됩니다.

"일체 모든 것은 조건 따라 일어나고 조건이 다하면 사라진다."

"영원불변의 그 무엇은 없다.

모든 것은 변한다. 무상(無常)한 것이다.

무상(無常) 속에 '나'라고 할만한 고정된 자아(自我)도 없다.

무아(無我)이다."

무상(無常)과 무아(無我)로 마음을 통찰하면 고요함을 이루게 됩니다. 이렇게 정견(正見)을 통하여 삼매(三昧)를 이루게 되면,

마음의 얽매임에서 벗어나 자유로워집니다.

고요하고 텅 빈 본래의 마음도 체험할 수 있습니다.

처음 경험하는 삼매(三昧)는 제각기 다르며 이것이 능숙해지면 더 깊은 마음을 경험하게 됩니다.

본래 고요하게 경험했던 마음을 조금 더 깊이 관찰해보면 무수히도 많은 감정들이 요동치고 있습니다.

이때는 명상 중에 일어났던 마음의 앙금이 일상생활 중에도 갑자기 드러나 생각과 감정을 일으키기도 합니다.

이렇게 일어나는 마음작용은 이전과는 다른 것입니다.

따라서 대응방법을 다르게 하여야 합니다.

이전처럼 마음을 버리려고 하거나 무시하고 싸워서 이겨 낼 수 있는 상황이 아닙니다.

하지만 우리는 습관적으로 단순한 잡념을 대하듯 마음의 반응에 대

하여 버리려고 하고, 싸우고, 무시하려 합니다.
그럴수록 마음에 더 얽매이게 되며 좋은 결과를 성취할 수 없습니다.
따라서 현재 상황을 바르게 알고 이해하는 것이 중요합니다.
처음 본래의 마음을 보았을 때는 텅 비고 고요하지만 깊이 있게 보면 고요함 속에 여러 사연이 잠재되어 있고, 더 깊이 들여다보면 이것들이 팥죽 끓듯 끓고 있음을 볼 수 있습니다.
예를 들어 멀리서 바다를 바라보면 고요하고 조용한 듯 보이지만 가까이 가서보면 항상 파도가 일렁이고 잠시도 조용할 틈이 없는 상태와 같습니다.
이러한 마음 작용(sankhara)은 버릴 수도 없고, 싸워서 이겨 낼 수도 없으며, 무시한다고 사라지는 것도 아닙니다.
이것은 근본적으로 내재 되어있는 괴로움(苦)입니다.
그러기에 있는 그대로 알아차리고 관찰하는 것이 중요합니다.
마음 깊은 곳에서부터 마음 작용(sankhara)이 발생하면 그 마음을 뒤따라가며 알아차리고 명확하게 무상(無常)과 무아(無我)로 통찰해야 합니다.
"이것은 내 것이 아니다."
"이것은 내가 아니다."
마음작용을 피하려 하지 않고 명확히 알아차리고 무상(無常)과 무아(無我)로 통찰합니다.

그러면 마음작용을 지켜볼 수 있는 여유가 생깁니다.

이렇게 여유를 가지고 지켜볼 수 있기까지는 아주 절박하게 무상(無常)과 무아(無我)를 통찰해야 합니다.

그리하여 마음작용을 인정하고 지켜볼 수 있게 되면, 마음작용의 얽매임에서 벗어나 즐겁게 받아들일 수 있습니다.

이때 느껴지는 자유로움과 평온함은 들뜸이 가라앉은 차분한 기쁨이 있으며, 이 과정을 심해탈(心解脫)이라 합니다.

이러한 심해탈(心解脫)로 마음 현상을 볼 때 어떠한 견해를 갖추고 보는지는 매우 중요합니다.

이 또한 법(法)에 대한 깊은 사유(思惟)를 통하여 자명한 결과를 찾아야 합니다.

"일체 모든 것은 조건 따라 일어나고, 조건이 다하면 사라진다."

"조건에 의하여 일어나므로 연기(緣起)이다."

"조건의 원인(原因)에 따라 결과(結果)가 형성되는 인과(因果)이다."

"조건이 다하지 않으면 완전한 사라짐이 없으니 윤회(輪廻)이다."

연기(緣起)를 통한 생명현상 자각은 사무량심(四無量心)의 지혜를 성취하게 합니다.

'일체 모든 것이 공(空) 하다' 함은 공(空) 하기에 현상에서는 인과(因果)의 법칙이 성립됩니다.

하지만 선후(先後)가 바뀌어 '인과(因果)도 공(空)이다'함은 매우 위험한 견해입니다.

철저하게 현실은 인과(因果)이기에 현재 내가 처해있는 상황은 그 누구의 탓도 아닌, 본인이 만들어 놓은 원인의 결과입니다.

인과(因果)를 수용하는 것으로 그에 따른 성장과 지혜를 성취할 수 있습니다.

궁극적 행복을 성취하려면 괴로움에서 영원히 벗어나야 하겠지요.

우리는 탄생부터 괴로움의 씨앗을 지니고 태어났습니다.

그래서 늙고 병들고 죽는 괴로움을 겪게 됩니다.

그뿐만 아니라 사랑하는 소중한 대상들과 이별의 괴로움도, 미운 대상과도 억지로 만나야 하는 괴로움, 갖고 싶은 대상을 갖지 못하는 괴로움, 감각 기관과 느낌 마음으로 겪는 괴로움, 너무도 많은 괴로움 무더기 속에서 평생을 헤메이며 허덕이다 한 생을 마감합니다.

하지만 죽음이 끝일까요?

그렇다면 나는 지금 어떻게 살아가고 있나요?

괴로움의 사슬을 끊을 수 있을까요?

윤회(輪廻)를 수용하는 것은 불자(佛者)라도 쉬운 일이 아닙니다.

그만큼 견해를 성장시키고 지혜를 이루기란 어렵습니다.

수행만 열심히 한다고 해서 견해가 성장하는 것은 아닙니다.

그렇다고 종교적 믿음만으로 견해가 성장하지도 않습니다.

법(法)을 통한 깊은 사유(思惟)와 사무량심(四無量心)을 꾸준히 실천한다면, 현생의 행복을 이룰 수 있는 지혜를 성취할 수 있을 것입니다.

더 나아가 윤회로부터 해탈(解脫)을 기대해 볼 수도 있겠지요.

견해(見解)의 성장을 통하여 지혜를 성취하는 혜해탈(慧解脫)의 행복을 이루시길 바랍니다.

고장 난 수레바퀴(dukkha)

가족들과 함께 맛집을 찾아가서 점심을 먹기로 했다.

좁은 농로 길을 따라 한참을 달려 한 식당에 도착했다.

식당 주차장에는 차가 이미 만차였다.

우리보다 앞서온 사람들은 대기표를 받고 기다리고 있었다.

우리 가족 말고도 이곳에 단골이 많은 것 같았다.

그래서 맛집이겠지~

넓은 식당 마당을 산책하면서 시간을 보내고 있으니 우리 차례가 되었다. 음식을 먹어보니 기다린 보람이 있었다.

점심을 맛있게 먹고 식당 주차장을 빠져나오는데 이미 많은 자동차가 농로 길을 달리고 있었다.

도로에 막 진입했을 때 우리 차에서 이상한 징후가 느껴졌다.

아마도 타이어에 작은 돌이 끼어있는 듯하였다.

하지만 좁은 길에서 차를 세우기가 어려웠기에 큰길까지 좀 참고 달리려 했다.

자동차가 달릴수록 바퀴에서 들리는 소리가 보통 성가신 게 아니었다.
아이들도 불안해하는 것 같아서 비상등을 켜고 멈춰 타이어 바퀴를 관찰해보았다.
역시나 작은 돌이 타이어 바퀴 홈 속에 끼어있었다.
돌을 제거하고 나서 운전을 하는데 조금 전의 불편함은 사라지고 편안하게 운전을 할 수 있었다.
고장 난 수레바퀴를 왜 '둑카(dukkha)' 즉 괴로움이라 하는지 짐작할 수 있었다.
우리는 시간이라는 길 위를 달리는 자동차와 같다.
바퀴가 고장 났다고 해서 시간을 정지하여 멈출 수도 없고, 시간이라는 길을 계속 달려야 한다.
어떤 이의 바퀴에는 작은 돌 하나가 끼어있고, 또 어떤 이는 펑크가 나서 제자리를 맴돈다.
바퀴에 끼어있는 작은 돌이야 견디다 보면 적응하겠지만,
펑크가 난 바퀴는 시간이라는 길을 멀리 가지 못하고 바퀴 이외의 다른 부분까지 고장 나게 할 것이다.
이렇게 고장 난 수레바퀴를 수리하지 않고 달리는 것은,
각자의 괴로운 문제를 풀어내지 않고 인생을 사는 것과 같다.
둑카(dukkha)가 작은 문제라면 문제를 끌어안고도 각자의 인성을

성장시킬 수 있지만, 둑카(dukkha)가 큰 문제라면 시간이 흘러 나이가 들고 어른이 되어도 나이에 맞는 인성을 갖추지 못하고 인격장애를 만들 수도 있다.

그렇다면 '둑카(dukkha)'를 어떻게 해결할 것인가?

몸을 통하여 마음을 닦는 고행의 과정이 있고, 마음을 통하여 몸을 바르게 이끄는 수도(修道)의 과정도 있다.

어느 방법이든 우리는 끊임없이 시간이라는 길 위에서 자신의 인성을 성장시켜야 한다.

시간이 흐를수록 더 다양하고, 어렵고, 무거운 둑카(dukkha)의 문제가 발생할 것이기 때문이다.

그러므로 우리는 인간으로서 더 성장하고, 나이에 걸맞게 갖춘 인성을 지니고 있어야 새로운 둑카(dukkha)를 해결하고 한 단계 더 성장할 수 있을 것이다.

둑카(dukkha)란,

고장 난 수레바퀴 또는, 고(苦) 즉 괴로움을 일컫는 말이다.

그렇다면 나의 둑카(dukkha)는 무엇인가?

나의 인격과 인성이 성장하는데 장애를 만드는 것이 무엇인가?

스스로 자문해 본다.

깨어서 고요함

느낌은 고정됨이 없다.
만약 나의 느낌이 고정되어 변하지 않는다면,
좋은 느낌이 항상 할 것이다.
하지만 좋은 느낌도 어느새 변하여 사라진다.
그래서 나는 괴롭다.

생각은 고정됨이 없다.
만약 나의 생각이 고정되어 변하지 않는다면,
나는 괴롭지 않을 것이다.
하지만 '나의 생각이 이렇다'라고 결론 내도
그 생각은 어느새 변하여 사라져 버린다.
그래서 나는 괴롭다.

나의 의지는 고정됨이 없다.
만약 나의 의지가 고정되어 변하지 않는다면
나는 괴롭지 않을 것이다.
하지만 의지를 굳건히 세워도 어느새 작심삼일이듯
놓치고 잊어버린다.
그래서 나는 괴롭다.

나의 앎은 고정됨이 없다.
만약 내가 알고 있는 대로 고정되어 변하지 않는다면
나는 괴롭지 않을 것이다.
하지만, 내가 어찌 알고 있던 그것은 고정되어 있지 않고 변해간다.
그래서 나는 괴롭다.

영원불변의 나는 그 어느 곳에도 없다.
단지, 볼 때는 보여짐만 있고,
들을 때는 들려짐만 있고,
느낄 때는 느껴짐만 있으며
인식할 때는 인식함만 있다.

그러기에 어느 것 하나 걸림이 없으며
걸림이 없으니 '나'라 할 만한 것도 없고
'나'라 할 만한 것이 없으니 괴로움도 없다.

일체의 모든 현상이 고정되어 영원불변한 듯 보여도
한 시공만 벗어나서 보면 변하지 않는 것은 없다.

이처럼 일체 모든 것은 조건에 따라 형성되었다가
조건이 다하면 사라진다.

일체 모든 것은 조건에 따라 일어났다가
조건이 다하면 사라진다.

일체 모든 것은 조건에 따라 일어났다가
조건이 다하면 사라진다.

다시 한번 더 반복하여 되내어본다.

일체 모든 것은 조건 따라 일어났다가
조건이 다하면 사라진다.

보내온 고요

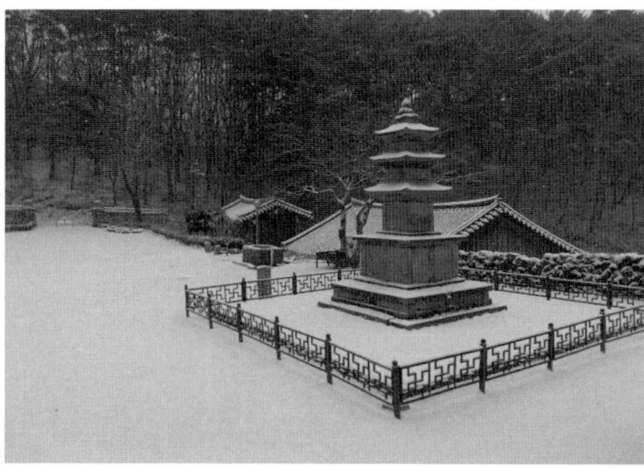

이른 아침 스님 보내온 사진 속

동화사 첫눈 내리고

비로전 앞 탑사 새 옷 입고

사진 속 고요 담아

발자국 하나 남기지 않았네.

진공묘유(眞空妙有)

명상을 통하여 이루게 되는 텅 비고 고요함은 어떤 의미가 있을까?

어느 순간 명상상태에서 미미한 의식을 가지고 깊은 삼매를 체험하게 되었습니다.

알아차림이 있고 약간의 의식이 남아 있는 상태에서 수면 상태와 같은 육체의 이완을 체험하였습니다.

명상 중 코를 골고 있음을 알게 되었는데, 아래턱을 앞으로 조금 밀어 코에서 기관지로 이어지는 목 안쪽 통로를 확장 시키니,

코골이는 사라지고 이후 호흡의 알아차림이 그곳에서 관찰되었습니다.

수면 상태보다 더 깊은 이완 상태에 이르자 호흡을 알아차리던 의식은 어느새 고요함 속에 몰입되어 있음을 체험하였습니다.

그 고요함이 너무도 깊고 깊어 이것이 나의 실상임을 단박에 자각할

수 있었습니다.
이러한 상태를 자주 체험하고 능숙해 지면서 스승님께 점검을 받았는데, 공부 점검을 받고 난 후 실상과 현상에 대한 의문이 하나둘씩 풀리기 시작했습니다.

경험하고 체험했던 부분과 같이 나의 본질, 즉 실상의 나의 참모습은 공(空) 합니다.
하지만 명상을 마치고 현실로 돌아오면 나는 오온(五蘊)으로 존재합니다.
그러므로 "색즉시공(色卽是空) 공즉시색(空卽是色)" 이란
색의 실상이 공(空) 하며, 공(空)의 현상이 오온(五蘊)으로 존재함을 이해할 수 있었습니다.
일체 모든 대상 또한 이와 같음을 확연하게 알게 되었습니다.
따라서 모든 물질과 존재의 실상은 공(空)한 것이므로 절대 평등한 것입니다.
나의 실상이 공(空) 하듯 모든 존재의 실상 또한 공(空)합니다.
이것이 나와 모든 존재의 공통성이기에 절대평등(絕對平等)입니다.
이러한 공(空)은 나와 타인의 경계도 없고 물질과 존재의 경계도 없으며, 나와 우주의 경계도 없습니다.
하지만 현상은 개념 지어지고 경계로 나누어 존재합니다.

물질적 경계, 존재적 경계, 이러한 경계는 제각기 다름의 경계성을 가지고 있습니다.

현상의 모든 물질과 존재는 공통성을 가지고 있는데, 그것은 항상 변화한다는 것입니다.

고정(固定)되어 있는 것으로 보이는 것은 인간의 착각일 뿐입니다.

변화를 이끄는 주체는 어떤 특별한 신적 존재나 특별히 만들어진 법칙이 아니며, 주어진 조건에 의하여 변화하는 것입니다.

모든 형성된 것은 조건 따라 변합니다.

생멸현상(生滅現象) 또한 조건 따라 생(生)하고, 조건이 다하면 사라지는 것입니다.

조건 따라 변화하고 있는 모든 물질과 존재의 본질은 모두 공(空) 합니다.

이것은 현상의 관점에서 공(空)을 말하므로 색즉시공(色卽是空)입니다.

본질은 공(空) 하지만 조건에 따라 제각기 다른 물질과 현상으로 존재합니다.

이것은 실상의 관점에서 색(色)을 말하는 것이므로 공즉시색(空卽是色)입니다.

실상과 본질의 관점 즉 공(空)의 관점에서 나와 대상을 본다면,

모든 경계가 사라진 차원이며, 모든 물질과 존재가 하나가 되는 것입니다.

따라서 절대 평등할 수밖에 없습니다.

하지만 지금 이 순간 현실을 겪어가는 모든 존재와 물질은 철저하게 주어진 조건에 의해 형성된 상황을 순간순간 경험할 뿐입니다.
그러므로 우리는 본질이 공(空) 하기에 철저하게 조건 따라 일어난 상황을 경험하고, 과거에 스스로 만들어 놓은 원인에 따라 현재 주어진 조건을 경험하며, 현재 스스로 만들어 놓은 조건으로 미래에 그 결과를 경험하게 되는 것입니다.
따라서 우리는 본질이 공(空) 하기에 인과(因果)이고 연기(緣起)인 것입니다.
현상에서 '연기(緣起)가 공(空)하고, 인과(因果)가 공(空) 하다.'고 알고 있다면 매우 위험한 견해(見解)입니다,
현실에서 그래서는 안 됩니다.
진공묘유(眞空妙有) 진정한 공(空)을 체험했다면 어떤 특별함이 있을까요?
"삼매를 증득(證得) 했다면 이제 시작이다."라는 말은 위와 같은 내용이 있기 때문입니다.
공(空) 속에 빠져 현실을 방임하고, 무책임하게 산다면 명상수행을 하지 않는 것만 못 할 것입니다.

생명력

생명의 핵심은 흐름입니다.

흐름이 얼마나 균형과 조화를 이루고 있는지 이것이 중요한 것입니다.

균형과 조화에 따라 생명은 성장과 쇠퇴를 반복하는 리듬을 가지고 있습니다.

물질과 현상은 아는 것 '지(知)'와 깨닫는 것 '각(覺)'의 차이처럼 다름이 있습니다.

물질이라는 독립된 개체가 내외(內外)로 일어나는 현상이 있는데, 이러한 현상은 관계성을 이루고 있습니다.

관계성은 대상에 따라 일어나는 인과적(因果的)이고 연기적(緣起的) 반응입니다.

제각기 물질이 스스로 가지고 있는 에너지가 대상을 통하여 어떤 식으로든 반응을 합니다.

우리가 알고 있는 광활한 우주 속에서 은하와 또 다른 은하는 화리(和理)를 가지고 있고, 은하와 많은 별 간의 화리(和理), 별과 별의 화리(和理), 별과 행성 간의 화리(和理), 행성과 행성 간의 화리(和理), 물질과 물질은 조화로운 현상을 통하여 존재합니다.

* 화리(和理): 조화로움을 유지하는 이치

조화로움과 균형됨이 경계를 넘어서면 쇠퇴의 절차를 통하여 소멸(消滅)되고, 소멸은 새로운 존재의 시작이 됩니다.

이 과정에서 드러나는 것은 지(知)의 영역이며, 현상으로 적용되는 것은 운(運)으로 여겨지는 각(覺)의 영역입니다.

생명의 정의를 과학적으로 증명하는 것은 지(知)의 영역이며, 제각기 생명현상을 느끼고 있는 것은 각(覺)의 영역입니다.

건강에 이상을 느끼고 그것을 변증(辨證)하는 것은 각(覺)을 통하여 지(知)로 분석하는 것입니다.

치료하는 것은 지(知)를 바탕으로 각(覺)을 이루려 노력하는 것입니다.

인체 내외(內外)의 흐름이 생명의 핵심이라면 이 흐름은 운동(運動)을 중심으로 이루어집니다.

운(運)이라는 인체 내외(內外)의 각기 다른 대상들 간의 조화로운 관계성, 동(動)이라는 활동성과 움직임으로 생명이 존재합니다.
우리가 쉽게 사용하는 운동(運動)의 본래 의미를 살펴보면,
움직임 동(動)을 지(知) 알아차리고, 운(運) 움직임의 과정에서 생겨나는 인과적이고 연기적인 관계성을 각(覺) 체득하고 깨달아야만 진정한 운동(運動)이 됩니다.
그러므로 운동의 본래 의미를 충족시키는 것은 어려운 것입니다.
건강을 위해 즐기는 여러 가지 스포츠 활동은 운동이라는 표현보다는 단련으로 표현함이 적합합니다.
쉽게 이야기하면 움직임이 있는 명상이 운동이라는 언어에 가장 적합합니다.
생명력을 긍정적으로 균형 있게 유지하려면 신체단련과 명상을 동시에 수련하는 것이 좋습니다.

제3코스

감사한 우리

새롭고 새롭다

시간과 공간 안의 모든 것들은 순간순간 변화합니다.
변화하는 것을 우리는 흘러간다, 순환한다, 돌고 돈다 등으로 이야기 합니다.
생로병사의 모든 내용도 변화의 한 부분입니다.
인간의 인체 세포는 7년이면 모든 것이 변화합니다.
7년 전의 인체와는 완전히 다르며 이미 변화된 새로운 세포로 이루어져 있습니다.
하지만 우리는 일상에서 이러한 사실을 알지 못하거나 무시하고 살아가지요.
지금의 나는 7년 전의 나와는 완전히 다른 존재입니다.
하지만 여전히 '나'로서는 존재하지요.

눈앞에 있는 커피잔을 예로 들어보면,
어제와 똑같아 보이는 커피잔입니다.
하지만 사실 매 순간 변화하고 있지요.
대기와 컵의 만남으로 작은 변화가 일어나고,
빛과 컵의 만남으로 작은 변화가 일어나고 있습니다.
그 변화가 아주 미미하여 우리의 단순한 시각으로는 분별하기 힘들지만, 정밀함을 다루는 과학적 장비로 검사하여 본다면 여러 화학적 반응으로 컵은 매 순간 변화하고 있음을 알 수 있습니다.

그러므로 우리가 알고 있는 고정된 대상은 우리의 착각이며,
'고정되어 있다'라고 착각하고 있는 우리의 생각과 인식 속에서만 고정되어 있습니다.
사실은 항상 변하여 우리가 알고 있는 것과는 다른 내용을 가지고 있는데 말이죠.
그렇다고 전혀 근거 없이 변하지는 않습니다.
컵은 변하여도 컵으로 존재하며, '나' 또한 변화하여도 '나'로 존재합니다. 내가 컵으로 변화하지는 않지요.
그리고 지금의 '나' 또한 어제의 '나'와는 다른 '나'입니다.
이렇게 우리는 매일 매일 변화하고, 매 순간순간 변화하여 새롭게 존재합니다.

몸도 변하고, 느낌도 변하고, 생각과 의지도 변하고, 나의 앎도 변하지요.

그래서 순간순간이 항상 새롭습니다.

몸도 새롭고, 느낌도 새롭고, 생각과 의지도 새롭고, 지식도 새롭습니다.

새로움은 설렘을 줍니다.

모든 대상도 순간순간 새롭습니다.

새로움을 맞이하는 설렘의 마음으로 나를 대하고, 모든 대상을 맞이해 봅시다.

"지금 이 순간 나는 새롭다."

아! 새롭다.

"지금 이 순간 모든 대상도 새롭다."

아! 새롭다.

"이렇게 우리는 순간순간 다시 태어납니다."

아! 새롭다.

구르는 수레바퀴

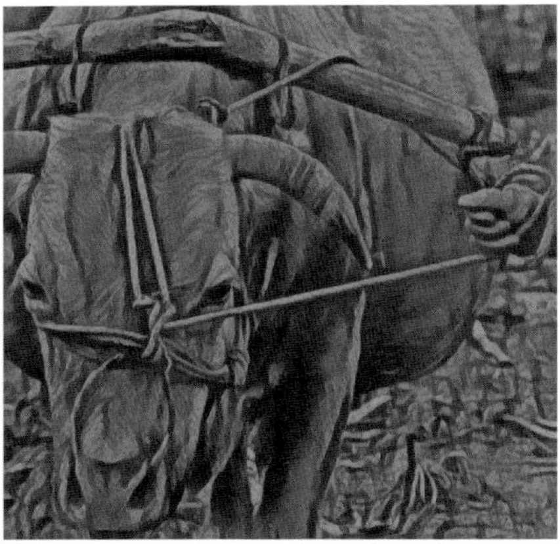

제가 어릴 때 시골 아이들은 농사일을 많이 했습니다.

그 중에서 저의 형님들은 큰 일꾼이었습니다.

저는 막내이자 형님들과는 나이 차이가 좀 있기에 잔심부름만 도맡아 했습니다.

간혹 아버님이 밭을 갈 때 소를 앞에서 끄는 일을 했습니다.
가축인 소도 주인을 닮는다는 이야기가 있는데,
이놈의 소가 한번 화가 나면, 아버지의 말을 안 들어요.
때려도 고집을 부리며 말을 안 듣죠.
그래서 고집 센 사람을 황소고집이라고 하는가 봅니다.
그럴 때면 아버지는 어린 나의 손에 소고삐를 쥐게 하셨죠.
처음에는 소가 너무 무서웠지만,
아버님의 호통 소리가 더 무서워 소고삐를 있는 힘껏 당깁니다.
그럴 때마다 소는 "음매~"하고 울곤 했습니다.
어린 마음에
"어~ 요것 봐라! 요놈 소는 고삐만 당기면 꼼짝 못 하네."
그 큰 덩치의 소가 조그마한 아이 손에 꼼짝도 못 합니다.
통쾌하죠!
역시 고삐를 잡으면 내가 주인이구나.
어린 마음에 우쭐했습니다.

어느 순간 "내 삶을 이끄는 주인은 무엇인가?"라는 의문이 생겼습니다.
어릴 때의 일을 떠올려보며 "내 삶의 고삐는 무엇인가?"에 대한 답을 찾는다면 주인도 무엇인지 알게 되겠죠.

그리 어렵지 않게 해답을 찾아냈습니다.
내 삶의 고삐는 "욕망"입니다.
매슬로우(Maslow)의 욕구 단계이론을 이야기하지 않아도,
우리는 우리가 추구하는 욕구나 욕망의 대상에게 힘없이
끌려갑니다.
그래서 항상 깨어 있어야 하죠.
깨어서 욕구와 욕망을 조절하고 이끌면,
내 삶의 주인은 온전하게 내가 주인입니다.
하지만 욕구나 욕망이 너무 앞서서 달리기 시작하면
결국은 폭주하는 욕망을 멈추지 못하고 정신없이 끌려가게 됩니다.
이때, 우리는 스스로에게 소중한 것들을 망각하게 됩니다.

일을 이루고자 하는 욕망이 너무 앞서서 그 일만 성공하면,
마치 몸이 없어도 될 것처럼 몸을 혹사하고 돌보지 않습니다.
또 돈을 벌기 위한 욕구와 욕망이 폭주하기 시작하면,
돈만 많이 벌면 마치 가족이 없어도 될 것처럼,
주변에 친구들과 소중한 인연들이 없어도 될 것처럼 돈을 향한 욕구가 폭주합니다.
그 돈을 왜 벌어야 하는지 망각하죠.
그냥 돈을 향해 달리는 겁니다.

허-참! 정말 안타까운 일입니다.

지금부터 저와 함께 우리가 망각하고 있는 가장 소중한 것을 찾아봅시다.
그것만이 욕망의 폭주, 욕구의 폭주, 욕심의 폭주를 다스릴 수 있습니다.

다 함께 생각해봅시다.
세상에서 나 자신에게 가장 소중한 것이 무엇일까요?

다 함께 생각해봅시다.
내 생명보다 더 소중한 것이 있을까요?
나 자신의 생명보다 더 소중한 것이 있다면,
이 사람은 욕망의 덫에 걸려있는 사람일 것입니다.
만약 그 대상이 타인(他人) 이라면,
나의 집착으로 상대가 힘들어할 수도 있습니다.
어떤 소중한 보물을 준다 해도 자신의 생명과 바꿀 어리석은 사람은 없겠죠.
세상에서 본인의 생명보다 소중한 것은 없습니다.
즉, '내가 존재한다는 것' 이것보다 소중한 것은 없습니다.

다시 묻겠습니다.

본인의 생명보다 더 소중한 것이 있을까요?

없습니다.

그렇다면,

나란!

내 생명이란!

나의 생명현상이란!

어떤 조건에 의해 존재할 수 있을까요?

함께 생각해봅시다.

저 하늘에 태양이 없다면 내가 살 수 있을까요?

함께 생각해봅시다.

태양이 없다면 나는 살 수 없습니다.

태양과 지구의 관계가 만들어낸 조건 속에서 나는 살아가고 있습니다.

달과 별, 우리 은하, 대우주가 만들어 놓은 조건 속에서 나는 살아갑니다.

이러한 우주의 조화 속에서 내 생명이 존재한다는 것,

이것은 명백하고 자명한 것입니다.

지금 이 순간만이라도 그동안 망각하고 있었던 이러한 우주와의 조화에 감사를 표현해 봅시다.
해와 달, 별, 우리 은하, 대우주의 조화 덕분에 내가 살아갑니다.
감사합니다.

우리는 대자연의 조화 속에서 숨 쉬고, 먹고, 위로받으며 살아갑니다.
식물들은 광합성을 통하여 우리가 숨 쉴 수 있는 산소를 공급합니다.
우리가 먹는 모든 먹거리도 흙과 흙에 사는 미생물들의 영양분으로 곡식과 과일이 자라며 동물들도 식물을 양분으로 살아갑니다. 이렇게 우리는 생태계가 만들어 놓은 조건에 의하여 살아갑니다.
이 얼마나 감사한 혜택입니까?
감사한 마음을 표현해 봅시다.
감사합니다!

길을 걸을 때나 차를 타고 출근할 때, 또는 집에서 휴식을 취할 때, 잠을 잘 때, 우리는 우리도 모르는 사이에 서로에게 많은 혜택을 주고받으며 타인(他人)이 만들어 놓은 조건에 의해 살아갑니다.
우리가 편하게 다니는 길을 만약 나 혼자만 사용한다면, 그 길은 만들어지지 않았을 것입니다.

그 길을 많은 사람이 사용하기에 길을 만드는 사람들의 노고로 만들어졌습니다.
길을 같이 사용하는 사람들 덕분에 나는 편리하게 길을 걸을 수 있습니다.

자동차 또한 많은 사람이 이용하기에 자동차를 설계하는 엘리트 기술자들, 공장의 노동자들, 서비스 센터 직원들에 이르기까지 우리는 편리한 혜택을 받으며, 그들 덕분에 자동차를 사용할 수 있습니다.

내가 사는 이 집 또한 집을 만든 사람들 또는 주변에 같이 사는 사람들이 있기에 집이라는 공간에서 마음껏 편의를 누릴 수 있는 것입니다.
이렇게 우리는 타인(他人)이 만들어 놓은 조건에 의하여 그 혜택을 누리며 살아갑니다.
잠시도 이러한 조건에서 벗어나서 살아본 적이 없을 것입니다.
나의 노동 또한 어떤 식으로든 다른 사람들이 살아가는데 필요한 조건이 됩니다.
이렇게 우리는 본인의 삶에서 우주와 대자연과 이 사회가 만들어 놓은 엄청난 혜택을 누리며 그 은혜 속에서 살아갑니다.
하지만 이러한 조건과 혜택을 순간순간 망각하고 살아갑니다.

욕망에 빠져 있는 순간, 감각적 욕구에 끌려다니는 순간, 나도 모르는 사이에 내 삶의 소중한 것들을 망각하고 괴로워합니다. 지금 이 순간만이라도 망각하고 있던 소중한 것들을 찾아 고마움과 감사의 마음으로, 욕구와 욕망을 잘 다스리는 주인이 되기를 바랍니다.

걷기 명상

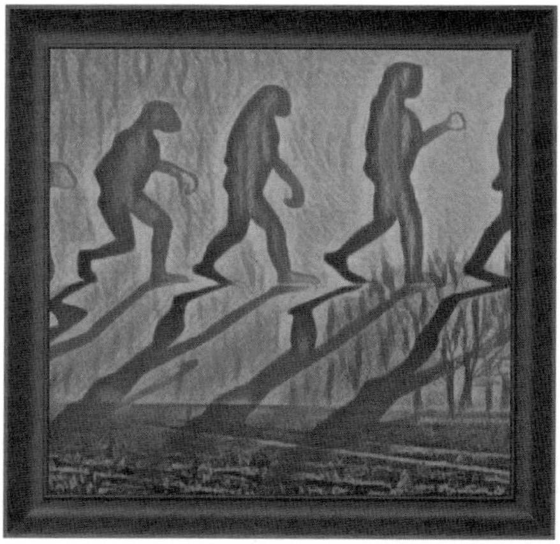

우리 명상은 지리산 둘레길을 시작으로 비슬산, 팔공산, 영천 나무와 학교 그리고 여기 최정산까지 벌써 20년이 되었습니다.

초창기에는 우리 명상프로그램을 만드신 혜진 스님께서 지도하셨고, 지금은 제가 그 뒤를 이어받아 더 발전된 내용으로 재미있게 운영하려고 노력하고 있습니다.

우리 명상의 이름은 많은 분들이 지어주셨는데

1. 한 아름 행복 명상

2. 생명공동체 명상

3. 법계 자애관 명상

4. 큰 그릇 명상 등이 있습니다.

그런데 저는 '보물찾기 명상'이라 이름짓고 싶습니다.

그 이유는 우리 명상프로그램을 잘 따라서 하면 소중한 보물을 찾을 수 있기 때문이죠.

누구나 공동으로 3개의 보물은 찾을 수 있고요.

열심히 하면 6개 이상의 보물을 찾을 수 있습니다.

자, 이제부터 보물찾기를 시작해봅시다.

(보물1)

세상에서 가장 소중한 것이 무엇일까요?

"뭣이 중 헌디?"

(해설)

나 자신보다 소중한 것은 없다. 있다면 집착입니다.

물론 이기적으로 들릴 수도 있겠지만 절박한 상황에 놓이게 되면 알게 됩니다.

나라를 위해 목숨을 바치신 분도 있는데, 그들 역시 자신의 생명이 가장 소중했기에 훌륭한 사람이 된 것입니다.

자신에게 가장 소중한 것을 바침으로 민족의 영웅이 되었지요.

어떤 재물보다 소중한 것은 본인의 생명입니다.

혹시, 금은보화와 자기 목숨을 바꾸실 분 있으신가요?

없으시죠?

그렇게 어리석은 사람이 어디 있을까요!

첫 번째 보물은 "나 자신이 가장 소중하다."입니다.

(보물2)

그렇다면 나 자신에게 제일 소중하고 귀중한 보물은 무엇일까요?

(해설)

가족, 재물과 출세, 성공과 행복, 충효, 깨달음, 열반, 해탈~

"자, 저를 따라 해봅시다"

"지금 여기, 지금 여기, 지금 여기!

지금이라는 시간, 여기라는 공간!

지금 여기에 내가 존재한다는 것, 이것보다 소중한 것은 없다."

-반복 3회-

가족과 재물도 '지금 여기' 내가 존재해야 의미가 있으며,
미래의 성공과 행복도 '지금 여기'에 내가 존재함으로써 의미가 있습니다.
지금 여기에서 내가 행복하다면, 과거의 힘들었던 고난과 역경도 지금 나에게 행복을 만들어준 훈장이 됩니다.
자, 그렇다면 '지금 여기'라는 보물을 어떻게 나의 것으로 만들 수 있을까요?
'지금 여기'를 내 것으로 만든다면 내 삶의 주인공은 온전하게 내가 됩니다.
하지만 쉽지 않습니다.
우리의 몸은 '지금 여기'를 벗어날 수 없지만, 우리의 마음은 '지금 여기'에 매어두기가 어렵습니다.
마음이라는 것은 시공을 초월하여 과거, 미래 또는 다른 장소에 머물 수 있습니다.
때로는 우주를 여행하기도 합니다. 하하
그래서 이 마음만 지금 여기로 가지고 온다면 두 번째 보물찾기는 성공입니다.
자, 그렇다면 어떻게 마음을 '지금 여기'로 가져올까요?
마음이란 대상이 없으면 잡아두기가 매우 힘듭니다.
그래서 지금 발이라는 대상을 통하여 마음을 지금 여기로 가져오는

훈련을 하려고 합니다.

- 걷기 명상1 -

오른발 왼발 오른발 왼발, 반복하여 발 감각의 알아차림을 합니다.

'오른발'할 때는 오른발의 감각을 알아차림하고,
'왼발' 할 때는 왼발 감각의 알아차림을 합니다.

- 걷기 명상2 -

오른발 왼발-- 오른발 왼발, 오른 땅 왼 땅-- 오른 땅 왼 땅
'오른 땅'할 때는 오른발이 땅에 닿는 느낌을 알아차림하고,
'왼 땅'할 때는 왼발이 땅에 닿는 느낌의 알아차림을 합니다.

오감 명상(자연과 교감하기)

- 나무 아래 편안하게 정좌하고 앉습니다 -

먼저 눈을 감고 조용히 눈에 집중해 봅시다.

지금 여기 눈이라는 감각 기관에 보여지는 것이 무엇인가! (5분)

자-이번에는 귀에 집중해 봅시다.

(싱잉볼 소리 땡~)

소리에 집중해 봅시다.

이번에는 소리를 따라가지 않습니다.

소리를 찾지도 않습니다.

지금 여기 귀에 들려지는 것이 무엇인가! (5~10분)

자-이번에는 코에 집중해 봅시다.
콧속 깊이 호흡을 들이마시며 자연의 향기를 느껴봅시다.
콧속 깊이 호흡을 들이마시며 자연의 향기를 음미해 봅시다.
어떤 냄새인지 알려고 하지 않습니다.
향기를 분별하지도 않습니다.
우리 DNA 안에는 이미 자연의 향기에 대한 정보가 저장되어있습니다.
DNA 속의 정보는 과거 인류가 진화 발전되어 생긴 결과물입니다.
우리에게 대대로 유전자를 물려준 과거 인류도 이 자연 속에서 자연의 혜택을 누리며 살아왔습니다.
지금 우리가 들이쉬는 자연의 향기는 우리 DNA 안에서 잠자고 있던 자연과의 교감을 깨울 것입니다.
이렇게 우리는 대자연 속에서 내 생명현상도 자연이라는 것을 자각하며 새로운 활력을 찾습니다.
자, 두 팔을 벌려 가슴을 활짝 펴고 자연의 향기를 만끽하며 대자연의 품에 안겨 봅시다.
다시 한번 자연의 향기를 음미하며 대자연을 나의 품에 가득 안아봅시다.
대자연의 신선한 기운을 온몸으로 느껴봅시다.
자, 호흡을 깊게 들이마시며 내 몸 안에 가득한 자연의 신선한 에너지를 느껴봅시다.

다시 한번 새로운 생명력을 느껴봅시다.

자, 이제 나는 대자연 안에서 신선하고 새로운 자연의 에너지로 다시 태어났습니다.

새롭다. 새롭다. 모든 것이 새롭다.

자, 이제 눈을 뜨는 순간 모든 것이 새롭습니다.

- 걷기 명상3 -

우리 몸 가운데 가장 힘든 일을 하며 홀대받는 곳이 있습니다.

어느 곳일까요?

바로 "발"입니다.

발은 무거운 우리 몸을 가장 낮은 곳에서 지탱해주고 있습니다.

발은 매일 답답한 양말과 신발 속에 갇혀 힘들게 고생하는데
우리는 그 고마움을 모르고 더럽고 냄새난다며 눈살을 찌푸리죠.

지금 여기, 이 시간만이라도 힘들게 고생하는 발에게 고맙고, 감사한 마음을 전해 봅니다.

발아 고마워 감사해~3회

–오른발, 왼발, 오른발, 왼발, 오른 땅, 왼 땅, 오른 땅, 왼 땅

발아! 감사합니다. 발아! 감사합니다.

감사합니다. 감사합니다.

감사, 감사, 감사, 감사–

사유수(思惟修)

-나무 아래 정좌하고 편안히 앉습니다.-

명상의 사전적 의미는 '눈을 감고 깊이 생각함'입니다.

이를 명상의 전문용어로 '사유한다'라고 합니다.

이 시간은 저와 함께 사유하는 시간입니다.

저의 질문에 다 같이 생각해봅시다. 사유해 봅시다.

나란, 내 생명이란, 내 생명현상이란,

어떤 조건에 의하여 존재할 수 있을까요?

깊이 생각해봅시다. 사유해 봅시다.

나의 부모님이 없었으면 내가 살 수 있을까요?

깊이 생각해봅시다. 사유해 봅시다. (5분)

사유의 결과를 같이 논의해 봅시다.

(해설)

매우 당연한 내용입니다.

부모님이 없었다면 내 생명은 존재할 수 없었을 것입니다.

부모님 또한 부모님의 부모님이 없이는 존재할 수 없었겠죠.

이렇게 우리는 과거 인류 덕분에 생명을 부여받고 그들이 가꾸어 놓은 터전 위에서 살아갑니다.

그리고 우리 DNA 속에는 과거 인류가 진화 발전해 온 역사가 고스란히 담겨있습니다.

자, 다시 사유해 봅시다.

나란 내 생명이란 내 생명현상이란,

과거 인류 덕분에 존재합니다.

나의 부모님과 과거의 인류가 없이는 내가 존재할 수 없음을

자각하며~

감사합니다!

감사합니다!

감사의 마음을 온몸으로 느끼며 감사합니다!

감사합니다!

생명현상 안에서 나의 생명현상 안에서 우리는 하나입니다.
생명현상 안에서 내 생명현상 안에서 나와 과거의 인류는 나의 DNA를 통하여 온전하게 연결되어 있습니다.
과거의 인류와 하나 됨을 온몸으로 느끼며 감사하리라!
감사하겠노라!
감사합니다! 감사합니다! 감사합니까?

자, 함께 사유해 봅시다.
나란, 내 생명이란, 내 생명현상이란,
어떤 조건에 의하여 존재할 수 있을까요?
깊이 생각해봅시다. 사유해 봅시다.
음식을 먹지 않고 내가 살 수 있을까요?
깊이 생각해봅시다. 사유해 봅시다. (5분)
사유 결과를 다 같이 나누어 봅시다.

(해설)
아무것도 먹지 않고는 일주일 이상 살 수 없을 것입니다.
밥 한 숟가락이 우리 입으로 들어가는 전체과정을 살펴봅시다.
우선 농부와 어부들의 노고 덕분에 먹거리가 생산됩니다.
먹거리를 전달하는 상인과 먹거리를 가공하는 사람들~

또 농부와 어부가 일을 할 수 있도록 조건을 만들어주는 사람들 (농기계를 만드는 사람, 배를 만드는 사람, 관계 공무원, 농협이나 은행원 등) 그들 덕분에 농부는 농사를 짓고 우리는 먹거리를 공급받아서 살아갑니다.

사실 우리가 먹는 포도 한 송이에도 무수히 많은 애환이 담겨있습니다.

어느 농부의 허리 디스크, 관절염, 그들의 피와 땀, 눈물로 우리는 달고 새콤한 포도를 먹고 삶의 에너지를 공급받습니다.

옷을 만드는 사람들, 집을 짓는 사람들, 차를 만드는 사람들, 거리를 청소하는 사람들, 그들 덕분에 우리는 편리함을 누리며 살아가고 있습니다.

어느 곳에서든 일하는 사람들의 노고를 누리며 살고, 또 우리가 걸어온 이 길도 나 혼자 사용한다면 이 길은 만들어지진 않았을 것입니다.

이 길을 같이 사용하는 다른 사람들이 있어 이 길도 만들어졌을 것입니다.

우리나라가 존재하는 조건 또한 일면식도 없는 누군가가 국민으로 살아가기 때문입니다.

세상 어딘가에서 바느질하며 옷을 만든 누군가의 덕분에 옷을 입지요.

이렇게 우리는 나의 삶과 생활 조건으로 현 인류와 온전하게 연결되어 있습니다.

자~ 함께 사유해 봅시다.
나란, 내 생명이란, 내 생명현상이란,
어떤 조건에 의하여 존재할 수 있을까요?
깊이 생각해봅시다. 사유해 봅시다.
먹지 않고 나는 살 수 없습니다.
농부들의 노고에 감사합니다!
어부들의 노고에 감사합니다.
옷을 만드는 사람들, 집을 짓는 사람들, 거리를 청소하는 사람들, 이 사회의 모든 사람들 덕분에 내가 살아감을 자각하며 마음속 깊은 곳에서부터 감사의 마음을 내어봅시다.
감사합니다. 감사합니다.
온 마음을 다하여 감사합니다!

생명현상 안에서 나의 생명현상 안에서 우리는 하나입니다.
생명현상 안에서 내 생명현상 안에서 나와 현재 인류는 나의 먹거리와 내 삶의 모든 조건을 통하여 온전하게 연결되어 있습니다.
생명현상 안에서 내 생명현상 안에서 나와 현재 인류는 온전하게 하나입니다.

하나 됨을 온 마음으로 느끼며 감사하리라. 감사하리라.

감사하겠노라. 감사하겠노라.

감사합니다. 감사합니다! 감사합니까?

자~ 함께 사유해 봅시다.

나란, 내 생명이란, 내 생명현상이란,

어떤 조건에 의하여 존재할 수 있을까요?

깊이 생각해봅시다. 사유해 봅시다.

숨을 쉬지 않고 내가 살 수 있을까요?

깊이 생각해봅시다. 사유해 봅시다. (5분)

자~ 사유의 결과를 함께 나누어 봅시다.

(해설)

숨을 쉬지 않고 나는 잠시도 살 수 없습니다.

이것은 매우 자명한 결과입니다.

공기 중에 산소가 없다면 우리는 숨을 쉴 수 없습니다.

대자연의 나무와 풀들은 광합성을 통하여 공기 중에 산소를 공급합니다.

식물들은 흙과 흙에 사는 미생물에게 영양을 공급받으며, 벌과 나비 등의 곤충들을 통하여 열매를 맺고, 동물들을 통하여 씨앗을 퍼트리며 후세를 이어갑니다.
이렇게 우리는 대자연 생태계의 조화 속에서 숨을 쉬며 살아갑니다.
잠시도 이러한 조건과 떨어져 있었던 적이 없습니다.

자~함께 사유해 봅시다.
나란, 내 생명이란, 내 생명현상이란,
어떤 조건에 의하여 존재할 수 있을까요?
깊이 생각해봅시다. 사유해 봅시다.
대자연의 식물들이 없다면 나는 숨을 쉴 수 없을 것입니다.
식물들 또한 흙과 흙에 사는 미생물이 없다면 영양을 공급받을 수 없으며, 벌과 나비 곤충들과 동물들이 없다면 살아갈 수 없을 것입니다.
이렇게 나는 대자연의 조화, 생태계의 조화 속에서 살아감을 자각하며, 온몸으로 느끼며 감사합니다. 감사합니다.

생명현상 안에서 나의 생명현상 안에서 우리는 하나입니다.
생명현상 안에서 내 생명현상 안에서 나와 대자연은 나의 호흡을 통하여 온전하게 연결되어 있습니다.
호흡을 통하여 자연과 온전하게 하나 됨을 느끼며,

감사하리라. 감사하리라.
감사하겠노라. 감사하겠노라.
감사합니다. 감사합니다. 감사합니까?

자~ 함께 사유해 봅시다.
나란, 내 생명이란, 내 생명현상이란,
어떤 조건에 의하여 존재할 수 있을까요?
깊이 생각해봅시다. 사유해 봅시다.
저 하늘에 태양 없이 내가 살 수 있을까요?
깊이 생각해봅시다. 사유해 봅시다. (5분)
자~ 함께 사유의 결과를 나누어 봅시다.

(해설)
저 하늘에 태양이 없다면 이 지구에는 어떤 생명체도 살 수 없습니다.
물론 사람도 살 수 없습니다.
태양과 지구의 관계가 만들어 놓은 조건에 의하여 내 생명이 존재합니다.
해와 달, 별, 우리 은하, 대우주의 조화 속에서 내가 살아갑니다.

나를 구성하고 있는 모든 물질 또한 태양계의 물질로 형성되어 있습니다.
내 생명은 지구의 물질, 태양계의 물질, 우리 은하계의 물질들로 구성되어 있습니다.
만약 우리 은하계 밖에서 인간보다 더 발전된 문명이 있다면 나의 세포 하나만으로 우리 은하의 생명체라는 것을 알 수 있을 것입니다.
이렇게 나는 우주의 일부이며 이 우주가 내 안에 온전히 담겨져 있습니다.

자~ 함께 사유해 봅시다.
저 하늘에 태양이 없다면 나는 살 수 없습니다.
이것은 명백한 진리입니다.
태양과 지구의 관계가 만들어 놓은 조건에 의하여 내가 살아감을 자각하며 감사합니다. 감사합니다.
달과 별, 우리 은하 대우주의 조화 속에서 내 생명이 존재함을 온몸으로 느끼며 감사합니다. 감사합니다.
생명현상 안에서 나의 생명현상 안에서 우리는 하나입니다.
생명현상 안에서 내 생명현상 안에서 나와 대우주는 나를 구성하고 있는 물질과 현상을 통하여 온전하게 하나로 연결되어 있습니다.
내 안에 우주를 온몸으로 느끼며 감사 하리라. 감사 하리라.

몸 밖에서 우주를 온몸으로 느끼며 감사 하겠노라. 감사 하겠노라.
감사합니다. 감사합니다. 감사합니까?

-걷기 명상 4-

한 걸음 한 걸음 감사하며, 보여지는 것, 들려지는 것, 느껴지는 것, 생각나는 것, 모두 모두 감사합니다. 감사합니다.
걸음걸음 감사합니다. 감사합니다. 감사합니다.
감사함을 반복하며 걷습니다.

행복 명상

-행복으로 가는 결의-

어려운 이야기를 좀 더 쉽게 풀어보고자 합니다.
마음에 대한 깊은 이야기를 나누어 봅시다.
사람들이 어떤 상황에 대해서 무언가를 판단할 때, 어떤 방향으로 판단을 내릴지 마음의 체계를 이해하면 미리 짐작할 수 있습니다.
무언가를 결정할 때 우리의 마음은 무의식의 조건에 따라서 결정합니다.
이 결정의 근거는 과거 우리가 익혔던 지식이나 경험이 우리가 알 수 없는 무의식 속에 내재되어 있다가 현재 상황을 이해하고 결정할 때 무의식 속 기억의 정보를 통하여 이해하고 판단합니다.
이것이 나의 앎입니다. 모르는 것을 이해할 수는 없지요.

영화를 볼 때 필름이 돌아가면 어떤 영상이 현상될지 미리 결정되어 있는 것처럼 나의 무의식 안에는 내가 그동안 살아왔던 내용들이 파노라마처럼 펼쳐져 있습니다.

이것들이 수시로 드러나며 생각을 만들고 그로 인하여 감정이 발생됩니다.

다행히 긍정적인 생각이 드러나면 좋은 감정으로 살아갑니다.

하지만 과거에 겪었던 감당할 수 없을 만큼 힘들고 아픈 경험이 있다면, 그 속에서 헤어 나오기란 쉽지 않습니다. 참 어렵지요.

이것은 우울하고 불행한 힘든 삶의 원인이 되기도 합니다.

지금부터 제가 이야기하는 내용을 잘 이해하고 활용한다면,

무의식에 의해 길들여지는 삶이 아니라 무의식을 다스릴 수 있는 삶을 살 수 있게 될 것입니다.

이것은 여러분이 보물을 찾는 것과도 같습니다.

그럼 보물이 무엇인지 찾아볼까요?

우리의 무의식은 영화 필름과 비슷한 기능이 있는데,

그것은 바로 "편집기능"입니다.

영상을 촬영했다고 바로 영화가 되는 것이 아니고 감독이 전하고자 하는 뜻이 편집기능으로 완성됩니다.

무의식을 현실로 드러내는데도 편집기능이 필요하지요.

편집기능은 우리의 의식 깊은 곳에 있습니다.

무의식은 파노라마처럼 넓게 펼쳐져 있고 이것을 현실로 끄집어내는 편집기능은 바로 "**의지**"입니다.

자신의 **의지**를 세우면 그에 맞는 장면으로 편집되어 펼쳐집니다.

자, 그럼 결정해 봅시다.

삶을 비극으로 살고 싶으신 분 있으십니까?

공포, 판타지, 무협, 전쟁영화 같은 삶을 살고 싶으신 분...

아마 없으시겠죠?

그렇다면 삶을 희극으로 살고 싶으신 분?

희극을 대표하는 정서는 무엇일까요?

바로 "행복"입니다.

자, 그럼 **의지**를 세우고 결의해 봅시다.

나는 행복한 삶을 살겠노라!

나는 어떠한 일이 있어도 행복하게 살겠노라!

나는 행복하리라!

나는 행복하리라!

다짐해 봅니다.

결의해 봅니다.

행복하겠습니까?

그렇다면 본인이 생각하는 행복은 무엇입니까?
무엇을 행복이라고 할까요?
너무 포괄적이라 설명하기가 쉽지 않습니다.
그래도 좋다는 것은 다들 알고 있지요?
그렇게 좋은 것이 행복입니다.
구체적으로
1, "상황에 좋은 것" 이것을 재미있다고 이야기합니다.
2, "몸으로 좋은 것" 이것을 즐겁다고 이야기합니다.
3, "마음으로 좋은 것" 이것을 기쁘다고 이야기합니다.

이렇게 재미있고, 즐겁고, 기쁨이 지속 되면 행복입니다.
그런데 우리는 양면성을 가지고 있습니다.
선악과를 따 먹어서 그런지 인간의 속마음을 보면 착하고 평온한 존재를 따분하게 느끼기도 하지요.
천사를 좋아해도 루시아나 루시퍼같이 검은 날개의 천사를 재미있어 하고 그것에 흥미를 둡니다.
또 붉은악마처럼 귀여운 악마를 좋아하지요.
우리 삶도 스스로 좋아하는 대상을 닮아갑니다.
의지를 세우지 않고 살아지는 대로 살아가면, 힘들 땐 힘들고 괴롭기만 합니다.

하지만 행복이라는 의지를 세우면 힘재(힘들지만 재미있다) 가 되지요.

어재(어렵지만 재미있다), 곤재(곤란하지만 재미있다)

짜재(짜증 나지만 재미있다), 따재(따분하지만 재미있다)

아즐(아프지만 즐겁다), 피즐(피곤하지만 즐겁다)

바즐(바쁘지만 즐겁다), 질기(질투 나지만 기쁘다)

얄기(얄밉지만 기쁘다), 화기(화나지만 기쁘다)

골기(골치 아프지만 기쁘다)

좋아서 좋은 것은 의지를 세우지 않아도 행복합니다.

그렇지 않은 것에 대하여 의지를 세워보세요.

나는 행복하리라!

행복을 향해서 나아가면 힘들고 괴로운 과정이 모두 재미있고,

즐겁고 기쁘게 살면 행복이란 보물은 여러분의 것이 됩니다.

세상은 나를 살리고
나는 세상을 살리고

이른 새벽 명상을 마칠 때쯤 죽비 소리처럼 명확하게 들려지는 소리가 있다.

탁~! 탁~! 탁~! 출발~~~!

청소차가 우리 집 앞에서 쓰레기를 싣고 가는 소리다.

명상을 끝내며 가볍고 상쾌한 머리로 상념에 잠겨본다.

매일 아침 저분들의 노고가 없다면 내가 사는 이 도시는 쓰레기장이 되고 말 것이다.

너무도 고마운 분들이다.

그들 덕분에 내가 깨끗하고 쾌적한 환경 속에서 살아간다.

그들뿐이겠는가!

아침을 깨우는 사람들의 그 부지런함으로 보이지 않는 곳에서 우리에게 편리함을 준다.

그들이 만들어 놓은 아침의 세상에서 나는 그저 혜택을 누리고 있을 뿐이다.

밤새 병원의 응급실을 부지런히 지키신 분들, 수많은 신고 전화에 정신없이 바쁜 소방대원, 경찰관~

오늘 나는 세상 속에서 어떤 조각으로 나의 자리를 찾을까.

알량한 재주를 부리며 허세를 떨고 나 잘난 듯이 세상 앞에 섰다가는 한 대 맞을 수도 있을 것이다.

나를 위해 세상을 열어 주신 분들의 노고와 희생을 알고 있다면 '나 잘난 맛에 살고 있다.'라는 말은 하지 못할 것이다.

하루 동안 만나는 인연들, 그 한 사람 한 사람이 제각기 다른 세상이고 다른 세상을 담고 있다.

누구는 어둡고 깊은 슬픔을 담고 있고, 누구는 기쁨과 설렘을 담고 있으며, 또 누구는 위험과 공포를 담고 있기도 하다.

누구를 만나든 그들에게 선의(善意)와 감사의 마음으로 대한다면 나는 무사할 것이다.

어찌 되었든 나의 고객들은 나를 먹여 살리는 은인이다.

그들 덕분에 입에 풀칠하고 살아간다.

어찌 은인이 아니겠는가!

은사 스님의 말씀을 다시 한번 상기해 본다.

〈스님 말씀〉

"손님을 대할 때, 항상 은인을 대하듯 하면 어떤 장사를 해도 성공할 것이다.

단, 위선이 아닌 진심으로!

진심으로 그들이 은인이라는 당연함의 마음을 갖추고 있어야 한다.

그게 아니면 손님을 받을 생각하지 말아야지.

세상이 어디 네놈 배 때지나 채워 주려고 돌아가는 줄 아느냐!

받아먹는 놈이 양심이 있어야지!

부처님의 수행도 빌어먹는 일, 탁발부터 시작한다.

다들 저 잘나서 잘 먹고 잘사는 줄 아는데 이처럼 부족한 생각은 없지.

네가 다니는 저 길이 너 하나만 다닌다면 애당초 만들어지지 않았을 것이다.

네가 모르는 다른 누군가가 다니니 저 길도 만들어졌지!

그들 덕분에 그 길을 편리하게 이용하는 줄 알아라.

네 입에 들어가는 쌀알이 너를 살리지만, 그 쌀알 한 톨이 어떤 과정으로 네 입에 들어가는 줄 알면 함부로 대하지 못할 것이다.

저 들판에 허리 굽은 노인네의 허리통증과 관절염, 이 더운 여름의 노고와 땀방울이 모여 쌀알 한 톨이 만들어지지.

혹시라도 나 잘나서 잘 먹고 잘산다는 생각을 갖고 있다면,
이놈아! 너는 너 자신에게 속고 있는 것이야.
그런 마음에 속지 말고, 정신 차려!
그래야 살아있다는 것이 고맙고, 감사하고, 그렇게 감사하면서 살면,
돈 많은 놈이나 잘난 놈보다, 네가 더 행복할 것이다."
스님의 말씀이 허세를 떠는 나에게 고개를 숙이게 만든다.

세상은 이렇게 고맙고, 감사하게 나를 살리는데,
나는 무엇으로 세상에 도움이 될까?
나도 세상이라는 톱니바퀴 속에 어디선가 맞물려 돌아가고 있는 하나의 톱니바퀴 아닌가!
내가 서 있는 위치에서 나의 역할을 충실히 한다면, 그것 또한 세상을 살리는 일이겠지!
나 스스로에게도 고맙고, 감사한 마음을 전해본다.
평소 열정적인 수업을 하고 나면 겪게 되는 신경성 위장 증상도 내 수업 안에 들어있는 세상을 향한 나의 노고일 것이다.
아침 상념 끝에 은사 스님께 감사의 마음을 보내며 마무리해본다.
항상 건강하고 평안하며 행복하시길~

념(念)

지금 고요함은 텅 빈 대로
그대로인데~

무상(無常)의 현상은
인과(因果)의 빛을 만들고
소리를 만들고

연기(緣起) 속에 살아있음은
어떤 뜻일까?
가만히 숨소리에
귀 기울여 보면
천지 대자연의 우주가
모두 들고 나는 호흡 안에 있는 것을!

생태계의 인과

대자연의 조화를 아름답다 하겠는가?
생(生)의 조건에서 본다면 아름답다.
사(死)의 조건에서 본다면 약육강식의 냉혹하고 잔혹한
생태계의 조화가 존재한다.
이것이 자연이다.

푸르른 숲을 멀리서 보고 냄새 맡고 즐길 때,
나에게 너무도 큰 위로가 되며,
나의 생명력을 발전시켜 주는 좋은 조건이다.

하지만 숲의 생태계를 있는 그대로 들여다보자.
겉으로는 평화로워 보이지만
자연은 마치 지뢰를 숨겨놓은 것처럼 위험이 도사리고 있다.

자연 속에서는 그 어떤 존재든
생명을 이어가려는 의지가 약해지면 곧바로 위험에 놓이게 된다.
생태계의 흐름이란 냉혹성, 잔혹성을 가지고 있다.

어느 날 계곡을 걷다가
죽어있는 뱀을 보게 되었다.
놀라기도 했고 안타깝기도 했다.
곧바로 이쁜 다람쥐와 개구리 등 다른 동물들을 보게 되었는데
문득 이런 생각이 들었다.

어찌 보면, 좀 전에 죽어있던 뱀이
죽어서 참 다행이구나.
그 뱀이 살아있었다면
이쁜 다람쥐와 개구리는
언젠가 그 뱀의 먹잇감이 되었으리라.
뱀 한 마리의 죽음으로
수백 마리, 수천 마리의 다람쥐와 개구리가 살게 되었다.

오래된 벚나무가 고목이 되어,
가지는 부러져 바닥에 널부러져 있고,

큰 둥치는 마르고 썩어 곤충들의 놀이터로 변해있었다.

나무는 죽고 썩어져
다른 나무와 식물들의 거름이 되고
곤충과 미생물들의 양분이 되는구나.

하지만
저 큰 나무가 웅장하게 살아서
자리 잡고 있을 때는
저 나무 아래의 식물들은
빛을 보지 못하여
말라 죽거나 성장하지 못하였으리라.

아!
죽는 것이 완전히 끝나는 것만은 아니로구나.
죽음은 다른 존재에게 생(生)을 선사하고
생(生)은 다른 존재들을 죽음으로 이끌 수 있으니
생(生)과 사(死)가 항상 함께하는 것 또한 자연의 조화이구나.

인간 역시 자연이다.
나 또한 그러하다.
그러므로 나의 삶 속에서 생존에 대한 강한 의지를 세우고,
열정적인 삶을 살아야 한다.
나태해지거나 생존 의지가 꺾이면
생태계의 조화 속에서, 냉혹한 현실 속에서
불행한 결과를 경험하고,
불안과 불만 속에서 살아가며 누군가를 원망하고,
스스로 삶이 괴롭다고 느낄 수 있을 것이다.

스스로 바르게 살고자 하는 의지를 세우고 열정적인 삶을 산다면,
나의 생존 의지는 나에게 행복을 경험하게 하며,
행복으로 이끄는.. 더불어 살아가는 감사한 삶을 살게 할 것이다.

산중사유(山中思惟)

산속을 거닐다가 한 나무 곁에 기대어 서 본다.
길도 없는 산중에
나의 숨을 고를 수 있게 하는 이 나무는
어떤 연유로 이곳에 살고 있을까?
언제부터 이곳에 있었을까?
언제까지 이 자리를 지키고 서 있을까?
나무에게 했던 물음을 나에게 되묻고 싶다.

비탈진 산자락에 이 나무가 없었다면
나의 두 다리는 기대어 설 곳이 없었으리라.
나무는 그리 곧지도 않고
화려함이나 웅장함도 없다.

조금 떨어진 곳에 크고 웅장한 거목이 자리 잡고 있지만
나의 숨은 고단함으로 그곳까지 갈 수 없었다.
키 큰 나무 아래 그늘진 곳은 고사 된 작은 나무들의 무덤이었다.
거목의 품을 조금 벗어나 비켜선 이 초라한 나무는
조금이나마 햇빛을 보며 자랄 수 있었으리라.

나의 처지와 너무도 닮은
초라한 나무를 통하여
나의 비굴함을 엿볼 수 있었다.
나무야!
그래도 너와 나는 누구나 쉬었다 갈 자리를 내어주지 않는가!
스스로 위로해본다.

초라한 나무의 뿌리가 붙잡고 있는 땅 위로
뚫고 드러난 바위가 보인다.
이 바위가 없었다면 비탈진 산이,
저 거목까지 무너질 것이다.

따지고 보면 초라한 나무 덕분에 거목이 살아있었으리라.
하여 초라한 나무 너는

나보다 훌륭한 자리를 잡고 있었구나.
하지만 나무야!
네가 안고 있는 바위가 너무 무거워 보인다.

나의 초라함을 보면
존경하는 스승님들 앞에서는 비굴해지고
후배들 앞에서는 초라함을 감추기 위해서 허세를 부린다.
그래서 숨겨진 무거움도 없고
지켜야 하는 체통도 없다.

허허!
그냥 하늘 한 번 보고 하늘 높은 줄 알고
두 다리로 걷다 보니 세상 넓은 줄 알며
갈 길을 가니 그저 즐거울 뿐~

파장과 파장의 조화

모든 물질과 존재는 제각기 고유파장을 가지고 있습니다.

우주 또한 무수히도 많은 파장을 품고 있습니다.

우주는 태초의 파장과 시공간에 존재하는 모든 물질과 비물질에 각자의 파장을 지니고 있습니다.

대자연의 파장 속에서 모든 생명이 서로 소통하며 제각기 자연의 파장을 담고, 그것은 생명 고유성의 파장으로 다시 드러나며 생명으로서 존재합니다.

생명이 다하면 생명의 파장은 사라지고 다시금 자연의 파장으로 돌아가는 절차를 밟을 것입니다.

생명이 없는 물질 또한 고유의 파장을 담고 있습니다.

그 물질이 어떤 조건에 놓여있는지에 따라 파장은 변화를
일으킵니다.

더구나 인간과 같이 물질을 사용하는 존재와 물질의 만남은,

인간의 의지를 담고 있는 파장이 물질에 영향을 줍니다.
인간이 사용하는 파장이 물질에 베이게 됩니다.
어떤 성품을 가진 사람이 쓰고 있는가에 따라 같은 물질이라도 느껴지는 파장이 다릅니다.
성품이 온화하고 훌륭한 사람이 사용했던 물건은 평온함과 온화함의 파장이 베여 있음을 느낄 수 있으며, 주위의 관심을 받습니다.
반면 성품이 사악하고 포악한 사람이 사용했던 물건은 사악함과 포악함의 파장을 담고 있음이 느껴지며, 그것을 아는 사람들에게 외면을 받습니다.
사람과 사람의 파장 또한 같은 종류의 파장은 서로 공명하여 에너지를 증폭하는 힘이 있어서 평상심이 온화한 사람은 좋은 사람을 많이 만나게 되며, 평상심이 사악한 사람은 나쁜 사람을 많이 만나게 됩니다.
설혹 사악한 사람이 온화한 사람을 만나려 해도 서로의 파장이 다르기에 상쇄반응으로, 에너지가 빠지는 성질이 강하여 빗겨 가거나 만나기가 쉽지 않습니다.
따라서 사악한 사람이 잠시라도 온화한 마음을 내어야만 비로소 만남이 가능해집니다.
평상시 자신의 마음 상태를 알고 싶다면 주변에 어떤 인연들을 만나고 있는지 살펴보면 알게 될 것입니다.

제4코스

소중한 우리

소중한 만큼 알게 되는 단장지애의 사랑

단장지애(斷腸之哀)란 중국 춘추전국시대 고사에 나오는 이야기로 진나라의 장수 환온이 양쯔강을 지날 때 부하 장수가 장난삼아 새끼 원숭이 한 마리를 잡아 왔습니다.
어미 원숭이가 그것을 보고 슬피 울며 환원이 탄 배를 따라 백 리 길을 왔습니다.
배가 강가에 도착하자 배 위에 뛰어올라 새끼원숭이를 껴안은 어미 원숭이는 안타깝게도 곧바로 죽고 말았습니다.
배에 있던 사람들이 이를 이상하게 여겨 원숭이의 배를 갈라보았더니 창자가 마디마디 끊어져 있었던 것입니다.
왜 창자가 끊어졌을까요?

새끼를 찾기 위해 백 리를 따라온 어미 원숭이의 애절한 마음 때문이었겠죠.
이 이야기를 들은 환온은 새끼원숭이를 잡아 온 병사를 매질해 쫓아내고 새끼원숭이를 풀어주었다고 합니다.
자식을 둔 부모라면 크거나 작은 깊이의 차이는 있겠지만, 누구나 느껴봤을 마음일 것입니다.
자식에 대한 기대하는 마음이 클수록 감내해야 하는 아픔도 크게 느껴지겠지요.

저희 딸은 유도라는 운동을 합니다.
그것도 취미가 아닌 전문 선수입니다.
나름대로 소질이 있어 전국대회에서 우승도 많이 했고,
국제대회에 나가서도 여러 번 우승하기도 했습니다.
저희 부부에게는 진정 자랑스럽고, 사랑스러운 딸입니다.
하지만 한 경기, 한 경기를 치를 때마다 감내해야 할 아픔과 애잔함이 있습니다.
특히 아이가 고등학교에 입학한 후 저희 부부는 단장지애(斷腸之哀)라는 옛 고사의 내용에 가까운 경험을 했었습니다.
고등학교 1학년 때 국제대회 파견 선발전에서 우승하고,
2학년 때는 청소년 대표로 레바논에서 열리는 국제대회에 참가하게

되었습니다.

저희 아이는 근성이 강하고, 정신력도 강한 편이라서 연장전 승률이 거의 90%에 가까웠습니다.

대회 8강전에서 몽골 선수를 만나 유리하게 경기를 이끌어가고 있는 도중 그만 팔이 꺾이는 기술에 걸려버렸습니다.

딸아이는 시합에 지기 싫어서 스스로 어깨관절을 꺾은 후 탈골시켜서 그 기술에서 빠져 나왔습니다.

비록 그 경기는 힘겹게 이겼지만 어깨부상은 아주 심각한 상태가 되었습니다.

그런데도 포기하지 않고 4강전까지 치르게 되었습니다.

부상은 더 심해졌습니다.

현지로부터 부상 소식을 듣고, 애간장이 다 타서 녹는 듯했습니다.

이틀 뒤 동메달을 목에 걸고 자랑스러운 모습으로 아이가 집으로 돌아왔습니다.

난생처음 국가대표가 되어 첫 번째 국제 경기에서 우수한 성적을 올렸으니 자랑할 만했지요.

하지만 저희 부부는 아이의 부상이 걱정되어 마냥 즐거워할 수만 없었습니다.

딸아이는 빠른 귀국을 위해서 현지에서의 치료도 거부했다고 합니다.

현지에서 치료를 받게되면 치료가 끝나야만 입국이 가능하다는 말을 들었기 때문입니다.
귀국 후 병원에서 검사한 결과, 부상 정도가 너무 심각하여 저희부부는 당혹스러웠습니다.
담당의 선생님께서는 곧바로 수술해야 한다고 했습니다.
관절 탈골과 동시에 관절와순 파열, 그리고 연골 골절 등 아주 심각한 상황이라고 말입니다.
하지만 수술을 하게 되면 고등학교 2학년 시합을 뛸 수 없게 됩니다.
고등학교 2학년 시합성적이 없으면 대학 진학도 포기해야 하는 상황이었습니다.
이대로 꿈을 포기하게 할 수는 없었습니다.
저 역시 어릴 때의 부상으로 운동을 포기했던 경험이 있었기에 저와 똑같은 상황에 놓인 딸아이를 보고 아찔한 생각이 들어 바짝 정신을 차렸습니다.
어떻게든 우리 아이를 회복시키겠노라! 라는 다짐을 하고 딸아이와 의논을 하였습니다.
다행히 딸아이도 "수술하지 않을 테니까 아빠가 회복시켜줘!"
"아빠가 회복시키려면 탈골된 어깨를 접골하고, 재활운동을 열심히 해야 하는데 많이 고통스러울 거야. 감당할 수 있겠니?"
딸아이는 이 모든 것을 감수하고 이겨내겠다고 했습니다.

탈골된 관절을 바로잡는 교정을 할 때, 아이가 고통스러워하는 모습을 보며 '단장의 아픔이라는 것이 이런 것이구나.'라고 새삼 느끼게 되었습니다.

접골 후 부어 있는 어깨에 염증과 부기를 다스리기 위해 밤새 냉찜질과 기공치유를 했습니다.

다행히도 3일 후 염증과 부종이 점점 사라지고 통증도 어느 정도 가라앉았습니다.

이제부터는 어깨를 움직일 수 있는 부분부터 밴딩 운동을 해야 하는데 운동할 때 엄청난 고통이 동반됩니다.

딸아이는 그 고통을 참으며 열심히 재활운동을 했고 그렇게 힘든 시간을 이겨냈습니다.

한 달 보름쯤 지났을 때 전국대회가 있었습니다.

물론 저희 아이도 시합에 참석했고 부상인 상태에서도 우승했습니다.

보름 뒤에는 마카오에서 열린 국제대회에도 참석하였는데, 딸아이의 어깨에 부상의 상처를 준 몽골 선수를 4강전에서 또다시 만나게 되었습니다.

저희 아이는 그 선수를 보기 좋게 한판승으로 이기며 결승전에 올랐고 결승에서 만난 호주 선수를 한판승으로 이기고 우승을 했습니다.

모든 경기를 한판승으로 이기고 당당히 오른 시상대에서 애국가가 울려 퍼질 때, 저희 부부는 형언할 수 없는 감동의 눈물을 흘렸습니다.

그리고 고등학교 2학년 마지막 대회에서 우승하자 여러 대학에서 영입 제의가 들어왔습니다.

그 또한 너무 감사하고 기뻤습니다.

저희 아이가 가고자 하는 대학에 좋은 조건으로 가는 입학의 꿈도 이룰 수 있었습니다.

교수님께서 저희 아이의 심각한 부상상태를 알고 있었기에 수술 후 회복만 잘 시켜서 보내달라고 배려해 주셨습니다.

저희 부부는 교수님께 너무 고맙고, 감사한 마음이었습니다.

고등학교 3학년이였던 4월에 저희 아이는 수술을 했습니다.

수술도 잘 됐고 재활운동 또한 땀 흘려가며 열심히 했습니다.

그리고 딸아이는 그해 10월에 열리는 전국체전에 참가하고 싶다고 했습니다.

저는 딸에게 말했죠.

"대학은 이미 결정되었는데 체전은 뛰지 않아도 되잖아?"

저희 딸아이의 대답은 이랬습니다.

"아버지, 올해 전국체전 100회야"

"그리고 서울에서 한단 말이야."

"난 꼭! 100회 금메달을 따고 싶어!."

"그동안 재활운동을 진짜 열심히 했는데, 재활운동의 결과가 어떤지 궁금하기도 하고..."

"너의 의지가 그렇다면 어쩔 수 없지."

"걱정하지 마세요. 체력은 부족해도, 멘탈이 좋잖아."

"이 기회에 내 정신력이 어디까지인지도 확인해 보고 싶어."

저희 아이는 전국체전에 참가해서 거의 모든 경기를 연장전까지 끌고 가서 이기고 우승까지 했습니다.

특히 라이벌과 만난 결승 연장전 경기는 저희 부부의 애간장을 녹이는 경기였습니다.

아슬아슬, 이길 듯, 질 듯한 경기를 보며 숨을 쉴 수 조차 없었습니다.

한순간에 벌어진 저희 아이의 모두걸기 승리 기술, 저희 부부는 미친 듯이 환호하며 기뻐했습니다.

단장지애 = 매우 슬퍼 창자가 끊어지는 듯함.

그만큼 대상이 소중하다는 의미를 담고 있죠.

자식에 대한 부모의 마음이 미물이라 하여 어찌 사람과 다르다고 이야기 할 수 있겠습니까.

다름이 있다면,

사람은 소중한 만큼 존중하고 존중의 마음으로 사랑을 합니다.
소중한 만큼 존중한다는 것은 소중함의 대상이 잘났든 못났든 관계없이 소중하다는 것을 인정하는 것입니다.
이러한 사랑이 대상을 성장시키는 단장지애의 사랑이 아닐까요.

자애의 명상

어렸을 때는 어른만 되면 모든 것을 자유롭게 할 수 있다고 생각하여 빨리 어른이 되었으면 했습니다.

여러분들은 지금 어떠십니까?

삶이 자유롭고 평안합니까?

하루하루 살아가는 것이 만만치 않죠.

사건 사고도 끊이지 않고, 세상의 흐름에 쫓기며 정신 차릴 수 없이 바쁩니다.

가끔 회원들의 이야기를 들어보면

"내 삶을 책으로 쓰면 대여섯권은 될 것이다."라고 말씀하십니다.

이렇게 우리의 삶은 소설이나 드라마와 같습니다.

드라마에서의 재미는 무엇일까요? 바로 "갈등"입니다.

그 갈등이 막장으로 갈수록 시청률은 올라갑니다.

물론 우리의 삶이 막장드라마 같으면 안 되겠지만,
개개인의 삶은 끊임없는 갈등의 연속입니다.
일반사람들은 연예인이나 재벌가들의 비쳐진 삶들을 보고
행복해 보인다며 그들을 많이 부러워합니다.
하지만 그러한 생각은 먼 바다를 보는 것과 같습니다.
저는 감포 바다를 좋아합니다.
그중에서도 경주에서 감포 쪽으로 가다 보면 해안가 평원 넘어 멀리 바다의 수평선이 보이기 시작하는 곳이 있는데 그곳을 가장 좋아합니다.
수평선인 듯, 산인 듯, 하늘인 듯 보이는 이 경치는 너무도 평안해 보이고 보고 있으면 가슴이 뻥 뚫리는 기쁨을 줍니다.
하지만 그 평안해 보이는 바다도 가까이 가서 보면 시끄럽기 짝이 없습니다.
끊임없이 파도가 밀려와 부서지고, 갈매기 우는소리, 거칠게 부는 바람 소리, 태풍이라도 불어오면 가까이 갈 수조차 없습니다.
우리가 부러워하는 그들의 삶도 이와 같다고 생각됩니다.
그 누구도 삶의 갈등을 피해 갈 수는 없습니다.
다른 사람의 삶을 부러워할 필요도 없지요.

우리는 희망합니다.

내 삶이 막힘없이 상승세를 타고 수직으로 곧게 성장하기를~

하지만 내 마음대로 되지는 않습니다.

그래서 마음을 다치는 일이 많습니다.

때로는 알 수 없는 불안과 걱정에 빠지거나, 억울하고 우울한 마음에 빠지고, 본인도 모르는 사이에 성냄과 짜증에 빠져 있기도 합니다.

마음공부를 한다는 것은 어쩌면, 이런 마음에서 벗어나 심리적으로 단단해지고 안정을 찾기 위함이 아닐까요.

그런데 그 마음공부도 참 쉽지는 않습니다.

여러 정보를 통하여 웬만한 심리적 문제를 다스리는 방법은 누구나 다 알고 있습니다.

– 내가 아니면 안 된다는 생각을 내려놓아야 하는 것도 알고.

– 친구가 나를 속여도 나를 위해서 용서해야 하는 것도 알고.

– 내 관념, 내 틀, 내 욕심을 내려놓아야 하는 것도 알고.

– 다른 사람의 방식도 인정하고 존중해야 하는 것도 알고.

문제는 머리로는 알지만, 머리 따로, 마음 따로라는 것이죠.

이렇게 머리와 마음이 통하지 않으면 결국 몸이 아픕니다.

이것은 몸과 마음이 둘이 아니라는 증거입니다.

여러분은 여행을 좋아하시나요?
제가 제일 좋아하는 여행은 '함께하는 명상여행'입니다. 하하하
그렇다면 제일 힘든 여행은 무엇일까요?
아마도 몸이라는 여행지에서 머리에서 마음으로 가는 코스가 가장 힘든 여행이 아닐까 합니다.
저는 힘든 여행을 자주 하다 보니 이젠 습관이 되어버렸습니다.

머리에서 마음으로 가는 여행을 하다보면
여행하는 도중 극복해야 하는 장애물이 나타나는데
그것은 "불안, 우울, 분노"입니다.
저는 이 감정을 여행 중에 만나는 불청객으로 '심적(心 敵) 3형제'라고 부릅니다.
심적 삼형제들은 항상 뭉쳐 다니면서 사람들을 괴롭고 힘들게 하지요.
이 중 첫째인 불안이 심해지면 자율신경계 교란으로 불안신경증, 공황장애가 옵니다.

둘째인 우울..

여러분은 정신적 면역 결핍증이 무엇인지 아십니까?

면역 결핍이란 정말 무서운 병입니다.

바로 우울증을 이르는 말입니다.

최악의 정신적 면역 결핍은 자살입니다.

우리나라는 세계 자살률 1위입니다. 참 안타까운 일입니다!

저도 명상 지도를 하는 사람으로서 무거운 책임을 느끼며, 더 많은 분들께 명상프로그램을 경험하게 해야겠다고 다짐해 봅니다.

셋째인 분노라는 감정은 카멜레온과 같습니다.

여러 부정적인 감정으로 변하지요.

- 질투: 남이 잘되는 것 대한 시기와 분노.
- 인색: 내가 가진 것을 남과 나누기 싫은 분노.
- 짜증: 정신적이고 감각적인 분노.

이렇게 불안, 우울, 분노의 심적 3형제는 우리와 위험한 동행을 합니다.

인간은 생각하는 동물이라 하지만, 사실 그보다는 감정의 동물이 맞는 것 같습니다.

현대 뇌과학에서 밝혀지기를 인간의 뇌에서 생각을 담당하는 부분이 대뇌피질이고, 감정을 담당하는 곳인 뇌 변연계입니다.
대뇌피질에서 변연계를 조절하는 시스템이 하나라면, 변연계에서는 대뇌피질을 조절하는 시스템이 3배나 많습니다.
그래서 우리는 대체로 감정이 생각을 지배하고, 감정이 감각과 느낌을 지배하며, 감정이 기억을 지배합니다.
기분이 좋을 때는 음식도 더 맛있고, 커피를 마셔도 맛과 향이 좋게 느껴지고, 생각도 즐겁고 재미있는 생각을 하고.
기억도 과거의 기쁘고 행복했던 일들을 떠올리죠.
반대로 기분이 나쁠 때는 어떤가요?
매사 모든 것이 불만입니다.
심적 3형제(불안, 우울, 분노)는 불만을 조건으로 발생 됩니다.
불만이 길어지면 불안하고, 불안한 상황에 있다 보면 성냄이 발생되며, 성냄은 감기처럼 기운을 빠지게 만듭니다.
화를 낼 힘조차 없으면 우울함에 빠지게 됩니다.
이렇게 심적 3형제는 누가 먼저라 할 것 없이 항상 함께합니다.
불만은 심적 3형제를 초대하는 초대장인 셈지요.

그렇다면 불만의 원인은 무엇일까요?
금강경에 보면 누구나 깊은 내면의 본성은 똑같이 불성을 가지고 있다고 나와 있습니다.

다만 이것이 현상으로 발현할 때 각자의 틀을 통하여 세상을 분별하는데, 이 틀이 만든 관념에 따라 아상(我相), 인상(人相), 중생상(衆生相), 수자상(壽者相)의 착각에 빠지게 됩니다.

아상(我相): '나'라는 관념, 내 것이라는 관념. – 자아가 있다는 관념
인상(人相): 개아(個我)가 있다는 관념, 자신이 가지고 있는 인간상.
중생상(衆生相): 성인과 범부(凡夫)가 따로 있다는 관념,
사람과 사람을 나누어 비교하는 분별심.
수자상(壽者相): 생명의 귀천(貴賤)을 나누는 관념,
나이로 사람을 분별하는 관념.

이러한 나의 관념의 틀을 벗어나는 상황에 대하여 근본적으로 발생되는 불만이 있는데, 나의 틀을 구성하는 재료인 **욕구**와 **욕망**입니다.
아는 것이 아무리 많아도 그것 또한 지식에 대한 욕구와 욕망의 관념입니다.
내가 원하는 대로 되고, 내가 알고 있는 대로 되면 불만이 없지요.
하지만 세상은 내가 원하는 대로, 알고 있는 대로, 항상 이루어지지는 않습니다.
그래도 우리는 욕구대로, 욕망대로 그 안에서 이루어지기를 바랍니다.

바닷물로 갈증을 해결할 수 없듯이, 욕망을 키워서 불만을 해결할 수는 없습니다.
그렇다면 부정적인 감정에서 벗어날 수는 없을까요?
저와 '함께하는 명상여행'을 하신다면 심적 3형제에서 벗어날 수 있을 것이라고 생각합니다.

매슬로우의 욕구 피라미드를 보면 인간의 욕구는 단계적으로 발전하며, 피라미드 아래 단계의 욕구가 충족되어야만이 상위 계층의 욕구가 나타납니다.
만약, 상위 욕구가 충족된다면 하위욕구는 부족함이 있어도 불만이 사라집니다.

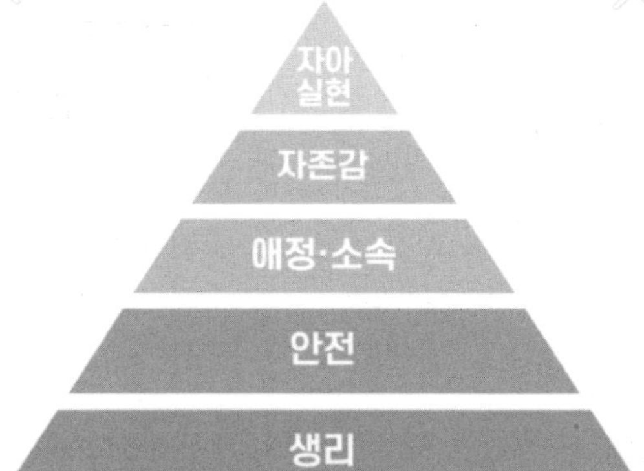

매슬로우의 욕구 피라미드(1943)

저의 결혼 초 신혼 시절을 생각해보면, 넉넉하지 않은 형편에 단칸방에서 제대로 살림을 갖추지 못하고 살면서도 뭐가 그리도 좋았던지 웃음이 끊이지 않고 행복했습니다.

그때는 애정 욕구가 충족했기 때문에 하위욕구가 부족하여도 큰 불만이 없었습니다.

만약 최상위 계층인 자아실현 욕구가 충족된다면 모든 불만이 사라질 것입니다.

매슬로우는 죽기 전에 욕구 피라미드의 한계를 지적하며 "그 피라미드는 뒤집혀 져야 옳다"라고 말했습니다.

생리적 욕구가 아닌 자아실현 욕구가 가장 큰 부분을 차지하는 역삼각형이 욕구 피라미드의 올바른 모습이 아닐까 합니다.

'함께하는 명상여행'은 애정 욕구, 사랑 욕구에서부터 시작합니다.

이 시대를 살아가는 사람들의 특권입니다.

애정 욕구를 충족시키는 명상은 '자애관(慈愛觀)'입니다.

자애를 체험하면 먹고사는 문제가 어려워도 이겨내는 힘이 생기고, 심리적으로 단단해지며 불안한 마음을 다스릴 수 있습니다.

자애관(慈愛觀)의 핵심은 건강한 나르시시즘입니다.

세상에서 자기 자신이 가장 소중한 존재라는 것을 알고 실천하며 다른 대상도 나와 같이 스스로 가장 소중하다는 것을 알고 인정하고 실천하는 것입니다.

말로는 쉽지만, 자애의 의미를 알고, 자애를 깨달아야 하며, 깨달은 자애를 실천하는 일은 결코 쉽지 않습니다.

자애관을 실천하려면 먼저 절차를 알아야 합니다.

지(知)-각(覺)-행(行)의 절차에 따라 머리에서 마음으로의 여행을 하고 마음에서 현상으로 실천해야 합니다.

먼저 알고(知), 앎을 토대로 마음을 깨치고(覺), 깨우친 마음을 실천(行)하는 것입니다.

행(行)할 때는 지(知)-수(受)-대(對)-치(治)의 절차로 적용합니다.

깨우친 마음을 알고(知), 수용하고(受), 대상과 나누고(對), 조율하며 다스린다(治).

[사유수]

1. 마음으로 가는 자애 티켓

– 이 세상에서 가장 소중한 것이 무엇일까요?

나 자신입니다.

– 정말 그렇습니까? 맞습니까?

이 우주에 나를 대신할 나와 똑같은 존재는 그 어디에도 없습니다.

'나'라는 존재는 이 우주의 모든 것을 담고 있지요.

지구의 물질로 이루어져 있으며 태양의 에너지, 달과 별들의 에너지, 우리 은하의 물질과 에너지가 융합하여 내 생명을 이루고 있습니다.

다시 말하면 나는 작은 우주이며, 소중함의 관점에서 보면 우주와 같습니다.

나에게는 나 자신이 우주보다 더 소중한 존재입니다.

그렇다면 확인해 볼까요!

– 천지를 사방으로 찾아보아도 천지를 사방으로 다 찾아보아도 그 어느 곳에도 나 자신보다 소중한 것은 없습니다.

정말 그렇습니까?

깊이 생각해봅시다. 사유해 봅시다.

– 내가 생각해보아도, 아무리 깊이 있게 사유해 보아도,
나 자신보다 더 소중한 것은 없더라~
나란, 내 생명이란, 내 생명현상이란, 얼마나 소중한가!
얼마나 존귀한가!
얼마나 귀중한가!
얼마나 대단한가!
천상천하유아독존(天上天下唯我獨尊)~
천상천하유아독존(天上天下唯我獨尊)~
이 세상에서 나에게 나 자신이 가장 소중한 존재라는 것은 명백하고 자명한 사실입니다.
잘났든 못났든, 나 스스로 인정하든 인정하지 않든 상관없이 천상천하유아독존(天上天下唯我獨尊)은 명백하고 자명한 사실입니다.
– 나의 수용 여부와 관계없이 기본값으로 정해진 내용입니다.

2. 마음으로 가는 과정(인정하기)

아는 것과 실천하는 것은 전혀 다른 것입니다.
아무리 머리로 천상천하유아독존(天上天下唯我獨尊)을 알고 있어도 나와는 전혀 관계없는 내용일 수도 있습니다.

나 자신의 소중함을 나의 의지에 담아 마음으로 가져가야 합니다. 천상천하유아독존(天上天下唯我獨尊)은 사실이지만 내가 수용할 때 내 마음을 깨울 수 있습니다.

- 하늘 위, 하늘 아래, 그 어느 곳에도
 나 자신보다 소중한 것은 없다.
 천상천하유아독존(天上天下唯我獨尊)
 나 자신이 가장 소중함을 나는 인정합니다.
 나 자신이 가장 소중함을 나는 인정합니다.
- 인정합니까?

- 그렇다면 본인의 마음속 깊이 새겨 봅시다.
가슴에 손을 올리고 마음에 새김 합니다.
(가슴을 토닥이며) ○○○님 당신은 세상에서 가장 소중한 사람입니다.
○○○님 아무리 값비싼 보물이 있어도 어찌 당신만 하겠습니까.
나는 진심으로 ○○○님이 가장 소중한 존재라는 것을, 나는 인정합니다.

3. 마음과 함께하기(소중함의 마음으로 존중하기)

– 나는 나 자신이 가장 소중하다는 것을 인정하고 그 소중함의 마음으로 존중합니다.

천상천하유아독존(天上天下唯我獨尊)을 인정합니다.

천상천하유아독존(天上天下唯我獨尊) 소중함의 마음으로 존중합니다.

[위빠사나]

– 이렇게 소중한 나 자신에게 제일 중요한 것은 무엇일까요?

지금 여기, 지금 여기, 지금 여기~

지금이라는 시간, 여기라는 공간, 내가 존재한다는 것.

이것보다 더 중요한 것은 없다.

지금 여기 내가 존재하므로 미래의 성공도 있을 수 있습니다.

지금 여기에서 나의 소중함을 자각한다면 과거의 힘들었던 역경들이 지금의 소중한 나를 만들어준 훈장이 됩니다.

지금 여기를 잃어버리면 나를 잃는 것과 같습니다.

– 그렇다면 '지금 여기'라는 보물을 어떻게 나의 것으로 만들까요.

– '지금 여기'를 찾는 것은 그리 어렵지 않습니다.

몸은 항상 '지금 여기'를 벗어날 수 없습니다.

하지만 마음은 과거와 미래로 또는 다른 공간으로 자유롭게 넘나듭니다.

그래서 마음만 '지금 여기'로 가져오면 됩니다.

그런데 마음은 대상이 없으면 잡아두기가 어렵습니다.

마음을 대상을 통해서 가져오는데,

가져올 대상을 나누면 크게 4가지가 있습니다.

신(身), 수(受), 심(心), 법(法), 이것을 사념처(四念處)라고 합니다.

– 자 지금부터 마음을 여기로 가져오는 훈련을 합니다.

신념처(身念處) 중 발이라는 곳을 통하여 마음을 지금 여기로 가져올 것입니다.

4. 함께하는 명상 걷기

-걷기 명상 1-

오른발 왼발 오른발 왼발 반복하여 발의 감각을 알아차림(sati) 합니다.

'오른발' 할 때는 오른발의 감각을 알아차림하고,

'왼발' 할 때는 왼발의 감각을 알아차림(sati) 합니다.

- 걷기 명상2 -

오른발 왼발-- 오른발 왼발, 오른 땅 왼 땅-- 오른 땅 왼 땅

'오른 땅'할 때는 오른발이 땅에 닿는 느낌을 알아차림하고,

'왼 땅' 할 때는 왼발이 땅에 닿는 느낌을 알아차림 합니다.

-걷기 명상 3-

오른발 왼발-- 오른발 왼발, 오른 땅 왼 땅-- 오른 땅 왼 땅

발은 소중합니다. 발은 소중합니다. 발은 소중합니다.

소중합니다. 소중합니다. 소중합니다.

--오른발 왼발--(반복)

-사유수 1-

나무 아래에 앉습니다. 눈을 감고 함께 사유해 봅시다.

발만 소중할까요? 머리는~ 손은~ 얼굴은~

나를 구성하고 있는 몸의 어느 한 부분 소중하지 않은 곳이 없지요?

- 자! 소중함의 마음으로 온몸을 스캔(scan)합니다.

머리, 눈, 코, 입, 귀, 목. 가슴. 팔...... 발끝까지

발끝에서 머리까지~

-걷기 명상 4-

걸음, 걸음 천상천하유아독존 (5회 반복)

나 자신이 가장 소중합니다. (2회 반복)

-마무리-

이 시간 이후부터 자신의 소중함을 반복하여 일깨워줍니다.

아는 것과 행하는 것은 다른 일입니다.

여러분이 아는 것은 나 자신이 소중한 만큼 일체 모든 생명도 그러하다는 것입니다.

하지만 현실에서 우리는 자신의 소중함마저 망각하고 살지요.

그러면 불안과 우울, 분노라는 심적(心賊) 3형제가 찾아옵니다.

'함께하는 명상여행'을 마치고 일상으로 돌아가면 딱 한 가지만

기억하고 연습해 봅니다.

'나 자신이 가장 소중하다'라는 자애를 실천하는 것,

그 첫 단계만 꾸준히 반복합니다.

첫 단계는 자애의 기본값을 지키는 것입니다.

다시 말하면 천상천하유아독존(天上天下唯我獨尊)을 일깨우는 것입니다.

스스로 인정하는 것은 두 번째 단계입니다.

이번에는 첫 단계를 실천하면 됩니다.

그래도 모르겠거든 "내가 가장~ 소중하다" 카더라!

일상에서 편하게 천상천하유아독존(天上天下唯我獨尊)을 수시로 새김합니다.

그러면 다음 시간에는 나의 소중함을 인정하고 일체 모든 대상의 소중함도 인정하며 소중함의 마음으로 존중하고 존중의 마음으로 사랑하는 과정을 체험하는 시간을 만들어 보겠습니다.

자~ 그러면 다음 시간의 '함께하는 명상여행'에서 만납시다.

행복 걷기 명상

이번 시간 우리 명상의 주제는 "행복"입니다.

그래서 '행복 걷기 명상'이라고 이름 지었습니다.

우리 삶의 공통 목표는 행복입니다. 부정하시는 분은 없으시죠?

혹시.. 행복하기 싫은 분 있으십니까?

"나는 절대로 행복하면 안 된다!"라고 생각하시는 분 손들어 보세요!

하하! 아마 그런 분은 없겠지요.

그렇다면 나는 꼭 행복해야 한다고 생각하시는 분 손들어 보세요!

저에게는 행복하기 위한 특별한 방법이 있습니다.

그 방법을 여러분과 함께 얘기해보고자 합니다.

그러기 위해서는 봉인되어 있는 마음의 구성을 해체하여 살펴보아야 하는데 이 공부는 매우 어렵고 복잡합니다.

하지만 여러분은 걱정하지 않으셔도 됩니다.
여러분에게 공부하라고 하지는 않겠습니다.
어렵고 힘든 공부는 제가 하고 여러분은 진한 엑기스만 뽑아 드시면 됩니다.
지금부터 매우 복잡하고 어려운 마음에 대하여 쉽게 풀어서 이야기를 해보겠습니다.
우리는 매 순간 놓여진 상황에서 판단하고 결정해야 합니다.
이때 어떤 방향으로 결정할지의 마음체계를 이해한다면 미리 짐작할 수도 있습니다.
쉽게 이야기하면 "나는 나다운 판단을 하고, 나답게 결정한다."
여기서 '나'를 나누어 보면 의식과 무의식으로 나누어집니다.
생각하고 판단하는 마음 의(意)와, 감정을 느끼는 마음 식(識)
이 두 가지, 의(意)와 식(識)의 마음을 의식이라 합니다.
무의식은 우리가 마음을 쓸 때 사용하는 한자 마음심(心)이며
기억이나 잠재의식은 무의식의 영역입니다.
무의식 안에는 과거에 겪어왔던 정보가 저장되어 있는데,
경험 정보, 학습 정보, 기억 정보, 체험 정보, 영적 정보(꿈이나 영감으로 생긴 정보), 카르마 등이 있습니다.

무엇이 우리의 생각과 판단을 이끌까요?

1. 의식

2. 무의식

정답은 2번 무의식입니다.

쉽게 이야기하면 우리는 경험과 체험을 토대로 판단합니다.

배운 대로 판단합니다. 알고 있는 대로 판단합니다.

그게 '나' 에요! 그렇죠!

이렇게 우리는 무의식에 길들어져 있습니다.

더 쉽게 표현해보고자 무의식을 영화의 필름으로 비유해보겠습니다.

영화 필름이 빛을 만나기 전에는 어떤 내용을 저장하고 있는지 알 수 없습니다.

하지만 빛을 만나는 순간 어떤 화면이 나올지는 미리 정해져 있습니다.

우리의 무의식 안에도 무엇을 저장하고 있는지는 모릅니다.

하지만 어떤 상황을 만나는 순간 어떻게 반응할 것인지는 정해져 있습니다.

여기서 무의식과 영화 필름의 다른 점이 하나 있는데요.

영화는 편집이라는 기능을 통하여 감독의 뜻을 전합니다.

그 결과 희극이 되기도 하고, 비극이 되기도 합니다.

하지만 우리의 무의식은 희극과 비극을 결정하는 편집을 하지 않습니다.

오늘은 여러분께 우리의 무의식을 편집하는 방법을 오픈하려 합니다.
자, 본인의 인생이 비극이 되기를 바라시는 분은 없으시겠죠?
그렇다면 희극이 되기를 바라시는 분은요?

〈무의식 편집 방법〉

우리는 무의식대로 삶을 살아가고 있습니다.
그렇다면 무의식은 어떻게 편집할 수 있을까요?
자세히 알아봅시다.
내 무의식 안에 나의 모든 정보가 파노라마처럼 펼쳐져 있습니다.
그 안에서 '무엇을 끄집어낼까'하는 것은 나의 의지(意志)에 달려 있습니다.
강조해 다시 말하자면 "나의 의지에 달려 있다!"
생각 의(意), 뜻 지(志) 어떠한 뜻을 생각하느냐!
어떠한 뜻을 세웠느냐!
이 의지가 나의 무의식을 편집하여 희극이 되기도 하고, 비극이 되기도 합니다.
여러분은 희극의 삶을 선택했습니다.
최고의 희극은 '행복'입니다.
그렇다면 우리의 삶을 행복으로 편집해 봅시다.

(행복한 결의)

나는 행복하리라!

나는 행복하겠노라!

나는 행복하겠습니다.

결의합니다.

다짐합니다.

위와 같이 의지를 세우고 실천할 것을 다짐합니다.

결의합니다.

이렇게 행복하게 살겠다는 의지를 세우고 내 무의식이 현실에 반응할 때, 행복으로 드러나도록 편집합니다.

자, 그렇다면 행복이란 무엇일까요?

그동안 많은 사람들이 행복을 이야기했는데,

과연 행복은 무엇일까요?

개인적인 견해에 따라서 다르고, 종교적인 견해에 따라서 제각기 다를 수 있습니다.

하지만 우리 명상에서는 이렇게 이야기해 봅니다.

행복이란 좋은 것입니다.

첫째는 상황이 좋은 것,

다시 말해서 현재 펼쳐진 상황이 좋은 것입니다.

이것을 '재미있다.'라고 이야기합니다.
둘째는 몸으로 좋은 것, 다시 말해서 오감으로 좋은 것입니다.
(보기 좋고, 듣기 좋고, 향기롭고, 맛있고, 안락하고) 이것을 '즐겁다'라고 이야기합니다.
셋째는 마음으로 좋은 것, 다시 말해서 정신적으로 좋은 것입니다.
이것을 '기쁘다'라고 이야기합니다.
행복이란 재미있고, 즐겁고, 기쁜 것입니다.
동의하십니까?
자, 그럼 어떻게 행복으로 편집할까요.
상황이 좋아서 재미있을 때는 편집이 필요 없습니다.
이미 행복하잖아요!
상황이 좋지 않을 때, 그럴 때 편집이 필요하지요.
상황이 힘들 때 행복의 의지를 세워야 합니다.
'이럴 때 힘들지만 재미있다.'
줄인 말로 '힘 재' 그렇다면 '덥 재' 는 무엇일까요?
덥지만 재미있다. 곤 재, 안 재, 놀 재, 멍 재~
즐거움도 똑같아요.
'괴 즐' 괴롭지만 즐겁다.
'아 즐' 아프지만 즐겁다.
'시 즐' 시끄럽지만 즐겁다.

'똥 맛 즐' 맛없지만 즐겁다. 피 즐, 난 즐~

기쁨도 같은 방법으로 편집합니다.

행복의 의지를 살려서 '질 기', 사촌이 너무 잘 돼서 질투 나지만 기쁘다.

'얄 기' 얄밉지만 잘돼서 기쁘다.

'안 기' 안타깝지만 잘 극복하고 얻어지는 것이 있기에 기쁘다.

속 기, 황 기~

행복 걷기 명상

걷는 걸음에 맞추어~

재미있다. 재미있다. 재미있다. 재미있다.-4회-

좋아 좋아 좋아 좋아 좋아 좋아 좋아 좋아-8회-

반복하여 걷기

〈위빠사나〉

발을 통하여 마음을 '지금 여기'로 가져옵니다.

– 걷기 명상 1 –

오른발 왼발 오른발 왼발 반복하여 발의 감각을 알아차림(sati) 합니다.

'오른발' 할 때는 오른발의 감각을 알아차림하고,

'왼발' 할 때는 왼발의 감각을 알아차림(sati) 합니다.

– 걷기 명상 2 –

오른발 왼발-- 오른발 왼발, 오른 땅 왼 땅-- 오른 땅 왼 땅 '오른 땅'할 때는 오른발이 땅에 닿는 느낌을 알아차림하고,

'왼 땅'할 때는 왼발이 땅에 닿는 느낌을 알아차림(sati) 합니다.

– 걷기 명상 3 –

오른발 왼발-- 오른발 왼발, 오른 땅 왼 땅-- 오른 땅 왼 땅 발아 감사합니다. 발아 감사합니다. 감사합니다. 감사합니다.

감사, 감사, 감사, 감사, 감사, 감사, 감사, 감사

〈사유수(思惟修)〉

(나무 아래 편히 앉는다.)

명상의 사전적 의미는 '눈을 감고 깊이 생각함'입니다.

명상할 때 생각하는 행위를 '사유'라고 합니다.

어떠한 주제를 정하여 사유하는 것이 '사유수(思惟修)'입니다.

여기서 주제가 매우 중요한데 진리나 진리를 통하여 파생된 내용이 주제에 적합합니다.

그래야만 사유의 결과가 자명하고 명백한 결과를 얻을 수 있습니다.

오늘의 주제는 "법계자애관(法界慈愛觀)" 입니다.

먼저 발에 감사하며 걸었습니다.

발만 감사할까요? 머리는, 가슴은, 팔은, 다 감사하지요.

자, 이제부터 온몸을 감사의 마음으로 스캔 (scan) 해봅시다.

머리부터 발끝까지~ 다시 발끝부터 머리까지~

머리~ 머리야 고마워 감사해!

네가 있어서 생각하고 말하고 느낄 수 있단다.

고마워 감사해!

머릿속의 뇌, 두피, 혈관, 머리카락까지 머리 전체에 대하여 감사의 마음을 머리에서 느껴봅시다.

얼굴~ 얼굴아! 고마워 감사해!
너는 나를 대표하지.
네가 있어서 보고, 듣고, 말하고, 먹을 수 있단다.
고마워 감사해!
얼굴~눈과 귀, 입과 혀, 얼굴 전체에 대하여 감사의 마음을 얼굴에서 느껴봅시다.

목~ 목아! 고마워 감사해!
네가 있어서 내 목숨이 붙어 있단다. 고마워 감사해!
목과 목뼈 식도와 기관지에 대하여 감사의 마음을 목에서 느껴봅시다.

왼쪽 어깨와 팔 손가락 끝까지 고마워 감사해!
왼쪽 어깨에서 손끝으로 감사의 마음을 느껴봅시다.
오른쪽 어깨와 팔 손가락 끝까지 고마워 감사해!
오른쪽 어깨에서 손끝으로 감사의 마음을 느껴봅시다.

가슴과 배 등 허리 부분까지 고마워 감사해!

네가 있어서 에너지를 만들 수 있고 그 힘으로 내가 살아간단다.

가슴~심장과 폐 고마워 감사해!

배~위장과 간 소장 대장까지 고마워 감사해!

등 허리~췌장과 신장 항문과 생식기 고마워 감사해!

왼쪽 엉덩이 다리 발끝까지 고마워 감사해!

감사의 마음을 느껴봅시다.

오른쪽 엉덩이 다리 발끝까지 고마워 감사해!

감사의 마음을 느껴봅시다.

다시 발끝부터 머리까지~

발 - 다리 - 항문 - 생식기 - 허리 - 신장 - 췌장 -

배 - 위 - 간 - 대장 - 소장 - 가슴 - 폐와 심장 - 어깨 - 팔

- 손끝까지,

목: 목뼈 - 식도 - 기관지 - 얼굴: 눈 - 귀 - 코 - 입 - 혀까지머

리: 뇌와 두피, 머리카락까지 감사의 마음을 느껴봅시다.

고마워 감사해!

자, 편안한 마음으로 눈을 뜹니다.

(잠시 편안한 휴식)

자, 눈을 감고 생각해봅시다. 사유해 봅시다.
나란, 내 생명이란, 내 생명현상이란!
어떤 조건에 의하여 존재할 수 있을까요?
저 하늘의 태양이 없이 내가 살 수 있을까요?
생태계의 동 · 식물들의 혜택 없이 내가 살 수 있을까요?

깊이 생각해봅시다. 사유해 봅시다. -5분-

(해설)
너무도 당연하고 자명한 사유의 결과가 나왔을 것입니다.
태양이 없다면 지구에는 어떤 생명도 살아갈 수 없습니다.
지구와 태양과의 관계가 만들어 놓은 조건 속에서 지구에 있는 모든 생명이 살아갑니다.
이것은 누구나 알 수 있는 내용입니다.
그 외 아직 인류가 알 수 없는 우주의 조화로 인하여,
이 우주 속에서 나의 생명이 존재합니다.
지구의 대자연과 생태계의 조화 속에서 숨을 쉬고, 물을 마시고, 곡식과 열매를 먹으며 내 생명이 존재합니다.
저기 보이는 나무와 나는 전혀 관계없는 다른 존재로 보이지만
지금 나의 호흡을 통하여 온전하게 연결되어 있습니다.

나무는 광합성을 하고, 그 결과물로 산소를 생성하며, 그 혜택으로 우리는 호흡을 합니다.
흙과 흙에 사는 미생물로 식물은 영양을 섭취하고, 벌 나비 등의 곤충들로 인하여 열매가 영글고, 새나 동물들에 의하여 씨앗을 퍼뜨리며 후세를 이어갑니다.
이러한 생태계의 조화로 내가 살아갑니다.

자, 눈을 감고 깊이 생각해봅시다. 사유해 봅시다.
생명현상 안에서 내 생명현상 안에서 우리는 하나입니다.
생명현상 안에서 내 생명현상 안에서 나와 대우주는 내 생명을 구성하고 있는 모든 물질을 통하여 온전하게 연결되어 있습니다.
내 안에는 태양의 에너지, 달의 에너지, 별들의 에너지, 이 우주의 에너지가 들어있습니다.
감사합니다! 감사합니다!
내 생명을 이루고 있는 대우주의 조화에 감사합니다.
감사합니까? (합장 반 배)
생명현상 안에서 내 생명현상 안에서 나와 대자연은 나의 호흡으로 온전하게 연결되어 있습니다.
호흡을 깊게 들이마시며 감사합니다. 감사합니다.
대자연과 생태계의 조화에 감사합니다.

감사합니까? (합장 반 배)

자, 다시 한번 사유해 봅시다. 생각해봅시다.
나란, 내 생명이란, 내 생명현상이란!
어떤 조건에 의하여 존재할 수 있을까요?
이 세상에 사람들이 없다면 나 홀로 살 수 있을까요?
깊이 생각해봅시다. 사유해 봅시다. -5분-

(해설)
나 홀로 산다면 농사는 누가 짓고 옷은 누가 만들고 거리 청소는 누가 하겠습니까?
이렇게 우리는 누군가 농사지은 먹거리를 먹고, 누군가 만든 옷을 입고 차를 타고, 누군가 새벽부터 땀 흘리며 깨끗이 청소해 놓은 거리를 이용합니다.
이렇게 나의 삶을 통하여 현재를 살아가고 있는 인류와 연결되어 있으며, 과거 인류가 만들어 놓은 토대 위에서 거듭 발전하며 살아갑니다.

자, 함께 생각해봅시다. 사유해 봅시다.
생명현상 안에서 내 생명현상 안에서 우리는 하나입니다.
생명현상 안에서 내 생명현상 안에서 나와 과거 인류는 그들이 이루어놓은 문명과 나의 DNA를 통하여 온전히 연결되어 있습니다.
그들 덕분에 내 생명이 존재함을 자각하며 감사하리라. 감사하리라.
감사하겠노라. 감사하겠노라. 감사합니다. 감사합니다.
부모님과 조상님, 과거 인류에게 감사합니까? (합장 반배)
생명현상 안에서 내 생명현상 안에서 우리는 하나입니다.
생명현상 안에서 내 생명현상 안에서 나와 현 인류는 나의 삶을 통하여 온전하게 연결되어 있습니다.
그들의 노고 덕분에 내가 살아감을 자각하며
감사하리라. 감사하리라.
감사하겠노라. 감사하겠노라.
감사합니다. 감사합니다.
모든 사람에게 감사합니다.
감사합니까? (합장 반 배)

자애관(慈愛觀)

함께 생각해봅시다. 사유해 봅시다.
천지를 사방으로 돌아보아도 천지를 사방으로 다 찾아보아도
그 어느 곳에도 나 자신보다 소중한 것은 없습니다.
나란, 내 생명이란, 내 생명현상이란, 얼마나 소중한가!
얼마나 귀중한가! 깊이 생각해봅시다. 사유해 봅시다. -5분-

(해설)

나 자신보다 소중한 것은 없습니다. 있다면 집착입니다.

이기적으로 들릴 수도 있겠지만 아주 절박한 상황에 놓이게 되면 스스로 알게 됩니다.

어떻게든 나 자신이 가장 소중한 것이기에 가치 있고 빛나게 쓰여야 합니다.

빛나게 살고 가신 민족의 영웅들도 자기 자신에게 가장 소중한 것은 자기 자신임을 자각하고 있었을 것입니다.

자, 함께 생각해봅시다. 사유해 봅시다.

천지를 사방으로 돌아보아도 천지를 사방으로 다 찾아보아도

그 어느 곳에도 나 자신보다 소중한 것은 없습니다.

나란, 내 생명이란, 내 생명현상이란, 얼마나 소중한가!

얼마나 귀중한가!

나는 나 자신을 소중한 마음으로 존중하겠노라.

소중한 마음으로 현재 있는 그대로를 인정하고 존중하겠노라.

소중한 나 자신을 존중합니다. 존중합니다!

소중한 마음으로 존중합니까? (합장 반 배)

내가 나 자신을 가장 소중하게 여기는 것처럼
모든 존재들, 모든 생명들, 모든 사람들, 그들도 자기 자신이 가장 소중한 존재라네!
천상천하(天上天下)유아독존(唯我獨尊)
천상천하유아독존,
모든 존재는 제각기 '천상천하유아독존'입니다.
나는 나 자신을 소중한 마음으로 존중하는 것처럼 모든 존재를 존중하겠습니다!
모든 생명을 존중합니다!
모든 사람을 존중하리라!
모든 사람을 있는 그대로 인정하고 존중하리라.
존중하리라!
존중합니다. 존중합니다!
모든 사람을 있는 그대로 인정하고 존중하겠습니까?
(합장 반 배)

(해설)

우리는 제각기 소중한 존재로 인정받아야 하며, 존중받아야 합니다. 잘나서 존중받는 것이 아니고, 못나면 못난 대로, 부족하면 부족한 대로 인정받고 존중받아야 합니다.

왜 그럴까요?

자기 자신이 세상에서 가장 소중한 존재이기 때문입니다.

자, 마무리합시다.

함께 생각해봅시다. 사유해 봅시다!

이렇게 소중한 대자연의 모든 생명, 모든 존재를 감사의 마음으로 사랑합니다.

내 삶이 풍요로울 수 있는 것은 사람들이 함께 살아가고 있기에 가능한 것입니다.

지금 이 순간 모든 사람을 감사의 마음으로 사랑합니다.

사랑합니다. 사랑합니까?

(합장 반 배)

이런 감사의 마음으로 이러한 감사의 사랑으로 내가 부디 건강하고 행복하기를~

이러한 감사의 마음으로 감사의 사랑으로 모든 존재들, 생명들, 사람들 모두 모두 건강하고 행복하기를~

행복 걷기 명상2

즐겁다. 즐겁다. 즐겁다. 즐겁다.-4회-

좋아 좋아 좋아 좋아 좋아 좋아 좋아 좋아-8회-

반복하여 걷기

행복 걷기 명상3

기쁘다. 기쁘다. 기쁘다. 기쁘다.-4회-

좋아 좋아 좋아 좋아 좋아 좋아 좋아 좋아-8회-

반복하여 걷기

무소유

갖고 싶은 옷을 포기하고, 갖고 싶은 차를 포기하고, 갖고 싶은 집을 포기하는 것이 무소유라면 이런 무소유는 우리 자신을 무기력하게 만들고, 가족에게는 무책임한 사람이 될 것입니다.
단순하고 어리석은 생각으로 무소유를 이해하려 한다면
우리 삶이 유치하게 보일 수도 있습니다.
어떻게 이렇게 모순이 많은 개념이 있을까요!

바른 견해를 갖추지 못하고 사유를 하면, 올바른 결론에 도달할 수 없습니다.
한때, 저보다 나이가 많은 도반이 반야공(般若空)에 빠져서 경제활동을 뒤로 한 채 유유자적(悠悠自適)하고 있었습니다.

오랜만에 그와 만나서 수행담을 나누던 중에 그가 너무도 황당하고 어이없는 이야기를 거침없이 쏟아붓는 것이 아니겠습니까!

도반: 나는 진공묘유(眞空妙有)를 체험했다네.
진정 나의 본질이 공(空) 함을 경험하고 자각했지.

나: 아 그렇습니까, 정말 축하합니다.

도반: 견성(見性) 이후, 반야심경의 모든 내용을 마음으로 알고 받아들였다네.

나: 그렇다면 아뇩다라삼먁삼보리의 이치를 심득(心得) 하셨습니까?

도반: 뿐만이겠는가! 나의 공(空) 속에는 모두가 절대 평등하고, 모든 대상도 본질이 공하다는 것이지.

나: 그럼 인과와 연기, 윤회의 문제를 어찌 보십니까?

도반: 그것도 공한 것이지.

나: 어찌 인과가 공(空)하다는 말입니까?
또 어찌하여 연기와 윤회까지 공하다는 말입니까?
나의 스승님을 소개해드릴 테니, 공부 점검을 한번 받아보시는 건 어떻겠습니까?

도반: 쓸데없는 소리 말고 차(茶)나 한잔하시게.

그의 만심(滿心)이 나를 답답하게 했습니다.

나는 다시 용기를 내어 그에게 말을 건넸습니다.
나: 하하, 선생님 대단하십니다. 선생님 잠깐 나를 보십시오.

그가 나를 볼 때, 그의 따귀를 한 대 때렸습니다.
도반: 어, 이게 무슨 짓인가?
나: 무엇이 말입니까?
도반: 왜 따귀를 때렸냐는 말이야.
나: 따귀 맞으신 것 말입니까?
그것도 공(空)한 것이니 걸릴 게 무엇이 있겠습니까?
인과도 공(空)한 것이라면서 어찌 그러십니까?
도반: 이 사람이 지금 무슨 소리를 하는 거야?
나: 선생님이 저의 은사 스님을 찾아뵙기를 마다하시니,
안타까운 마음에 제가 배운 공부 한 수를 나누려 한 것입니다.
일단 감정을 추스르고 잘 사유해 보십시오.
공(空)이기 때문에 철저하게 인과(因果)이고,
공(空)이기 때문에 철저하게 연기(緣起)이며,
공(空)에 머물지 못하면 윤회(輪迴)를 벗어날 수 없습니다.

이 말을 끝으로 나는 그 자리를 떠났습니다.
너무도 소중히 여기는 도반이기에 안타까운 마음에 용기를 내어 그

렇게 한 것이였습니다.

그 뒤로 그 도반은 일 년 가까이 연락이 없었습니다.
물론 내가 먼저 연락하지도 않았습니다.
그러던 어느 날 그에게서 전화가 왔습니다.

도반: 신 선생 곡차나 한잔합시다.
나: 누가 사는 것입니까?
제가 곡차를 사야 할 일은 없을 것 같습니다만..
도반: 당연히 내가 사야지. 공짜로 한 수 배운 것도 있고~
나: 그럼 제가 따귀 맞을 준비를 하고 있으면 되겠습니까?
도반: 아니 무슨 소리를~
어찌 스승의 따귀를 때린다는 말인가!
나: 너무 감사합니다.
과거의 선생님께서도 저에게 스승이었던 적이 많았습니다.
도반: 그래. 우리는 서로에게 스승이 아니겠는가! 스승 하하하!

무소유를 이야기하는데 웬 반야공(般若空)인가 하고 의문이 드시는 분도 계실 수 있으실 것입니다.
무소유의 깊은 내막은 반야공의 공(空) 사상과도 연결되어 있습니다.

하지만 공(空)사상은 훌륭한 내용이긴 하나, 잘못 이해하면 위험성이 아주 큽니다.

먼저 연기적 관점에서 나를 봅시다.
나는 인간입니다.
나는 지구 환경 속에서 하늘과 땅이 만들어 놓은 조건으로 살아갑니다.
하늘의 것을 통하여 숨을 쉬고, 땅의 것을 통하여 영양을 보충하며 육체가 성장해 갑니다.
그래서 인간의 몸은 땅의 것으로 형성되어 있습니다.
또 하늘의 것을 받아들여 에너지를 만들고 생명을 유지합니다.
그렇게 형성된 육체를 통하여 후세를 이어 갑니다.

나란, 내 생명이란, 이러한 과정을 통하여 존재합니다.
대자연이라는 세상과 나의 부모님이라는 세상을 통하여 존재하죠.
그렇게 '나'라는 사람은 세상으로 나왔습니다.
그리고 세상의 것을 누리고 살아갑니다.
그렇게 누리고 살다가 생명이 다하면 땅에서 온 것은 땅으로 돌아가고, 하늘에서 온 것은 하늘로 흩어집니다.
그래서 '나'라는 존재는 본래 내 것이 아닙니다.

철저하게 세상의 것을 통하여 살며 그것을 누리고 살 뿐입니다.
본래 온전하게 내 것이 있다면 죽을 때 가지고 가야 하겠지만,
내 것이 없기에 가져가지 못하고 주인인 세상에게 모두 돌려주고 가는 것입니다.
그래서 우리는 무소유(無所有) 할 수밖에 없는 존재입니다.
저의 무소유(無所有) 실천방법을 위의 내용을 모르고 본다면 오해할 수도 있습니다.
저는 도관의 회원들이 주는 선물을 좋아합니다.
주는 대로 다 받지요.
그러고는 휴식공간에 내어놓고 도관을 찾는 인연들과 같이 공유합니다.
매우 귀한 차나 커피, 건강에 좋다는 귀한 음식 등 ~
이러한 것들을 제가 아는 인연들과 공유합니다.
이런 내용을 알고 있는 회원들은 부담 없이 나누고 즐기죠.
하지만 선물한 사람들은 가끔 놀라며 서운해하기도 합니다.

회원: 선생님, 이것이 얼마나 귀한 것인지 아십니까?
이 귀한 차를 이렇게 내놓고 드시면 어떡합니까.

나: 당연히 알지요.
그래서 항상 차를 마실 때마다 회원님께 감사를 표현합니다.

그리고 저와 함께 차를 마시는 분들께 회원님의 말씀을 하고, 소중한 선물에 대한 감사의 마음을 내며 함께 나누죠.

이렇게 회원님은 선물하신 차를 통하여 복을 받으실 겁니다.

하하하!

회원: 그렇다면 저는 감사할 일이지만, 그래도 저는 선생님을 위하여 어렵게 구한 물건인데, 이렇게 공유하고 계실줄은 몰랐습니다.

나: 그 마음이 너무 감사합니다.

사실 공유하지만, 차를 좀 아는 분께 좋은 차를 권하고요.

또, 우리 제자들과 공부를 나눌 때 같이 한잔합니다.

이곳에 내 것은 없습니다. 하지만 우리의 것은 있죠.

'우리'라는 말이 너무도 다양한 경계를 만들고 있습니다.
가족도 우리 가족, 친구도 우리 친구, 지역사회도 우리 지역 등~ 국가도 우리나라, 인류도 우리 인간들, 그 경계는 상황과 조건에 따라 다르겠지만, 어쨌든 '우리'라는 것은 세상을 이야기합니다.

일체 모든 것은 본래 세상의 것이고 우리의 것이기도 합니다.
단지 '나'라는 존재는 무엇을 온전하게 내 것으로 소유할 수 없는 존재입니다.

그러나 나와 인연이 된 재화(財貨)는 세상에서 온 것이라 하더라도 내가 잘 관리할 책임은 있습니다.

세상으로 다시 돌려보낼 때 상황에 맞게, 적절하게 잘 쓰여야 할 것입니다.

무소유(無所有)이기 때문에 나에게 주어진 모든 것이 더욱 더 소중한 것입니다.

본래 내 것이 아니고, 세상의 것이고 우리의 것이기 때문입니다.

소중히 사용하고, 우리라는 세상에 돌려주어야 하니까 말입니다.

물질뿐만 아니라, 마음으로 소유했던 대상들도 결국은 무소유(無所有) 할 수밖에 없는 것입니다.

나의 가족은 우리 가족입니다.

나의 아들과 딸도 우리 아이들이고요.

그렇게 세상의 것으로 돌려보내어, 무소유(無所有)의 상태로 대상을 본다 하더라도 소중함과 귀중함이 없어지는 것은 아닙니다.

소유하면 아이들과의 인연들을 서로 집착하게 되지만,

무소유(無所有)하는 아이들과의 인연들은 서로 존중하게 됩니다.

소중한 대상을 존중하려면, 철저하게 내 것이 아닌 세상의 것으로 나와 수평적인 위치에서 보아야 합니다.

그렇게 소중한 마음으로 존중한다면, 무소유(無所有) 함으로써 알게 되는 집착이 없는 소중한 사랑을 나눌 수 있을 것입니다.

달마야 놀자!

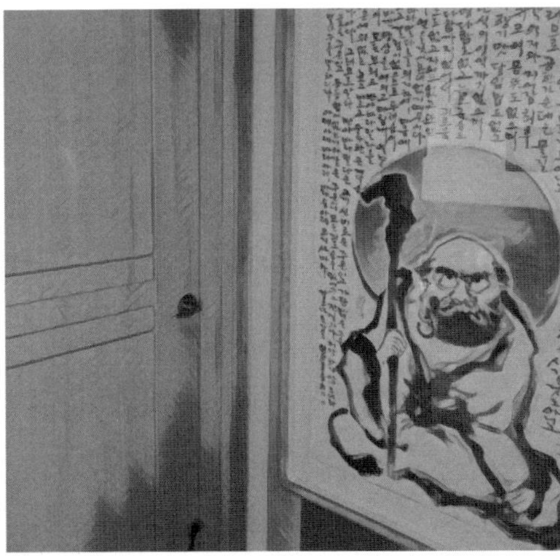

항상 안방 문 옆에서 거실 벽을 뚫어질 듯 바라보고 있는 그림 속 영감님이 있습니다.

때론 귀엽다가, 때론 무섭다가, 나를 꾸짖는 듯하기도 하고,

내가 바라보는 눈빛을 무시한 채 그저 한 곳만 보고 있습니다.

일 년 365일 내내 무엇이 그리 불편한 것인지.
아니면 못마땅한 것인가?
눈알이 빠지도록 한 곳만 응시하고 있으며 그 자리를 떠나지도 않고,
고집불통의 자세로 여전히 한 곳만 뚫어질 듯 바라보고 있습니다.

그림 속 달마를 보며

눈이 있어서 본다면
당신도 보겠지
귀가 있어서 듣는다면
당신도 듣겠지
코가 있어서 향기 맡는다면
당신도 향기 맡겠지
입이 있어서 맛보고 말할 수 있다면
당신도 맛보고 말할 수 있겠지
몸이 있어서 감촉한다면
당신도 감촉하겠지
머리가 있어 생각한다면
당신도 생각하겠지

하지만 그림 속 당신이 그럴 수 없음을
나는 진즉에 알고 있다네!
당신에게 없는 마음이 나에게 있어.
보고 듣고 향기 맡고 맛보고 말하고 감촉하며
생각할 수 있다네!

그러므로 나는
마음대로 보고
마음대로 듣고
마음대로 향기 맡고
마음대로 말하고 맛보고
마음대로 감촉하고
마음대로 생각하지

그러므로
그 마음이 착각하고
그 마음이 오해하고
그 마음이 다툼하고
그 마음이 괴롭다네.

그림 속 달마가 나를 보네

보여짐을 보아라
들려짐을 들어라
맛보여 짐을 맛보고
냄새남을 향기 맡고
느껴짐을 느끼며
텅 비고 고요함을 알아차려라!

하지만 그림 속 나는 네가 그럴 수 없음을
진즉에 알고 있다네!

그림 속 나는 텅 비고 고요함 속의
한마음을 너에게 알리려 하지
그 한마음을 통해
무상(無常)을 알게 되고
무아(無我)를 보게 되며
그렇게 공(空) 하기에
너는 철저한 연기(緣起)적 조건 속에서
한 치도 어긋남 없는 인과(因果)를 통하여
윤회(輪廻)를 경험하고 있지.

그런 너의 삶은 괴로움(苦)임을
나는 너에게 수도 없이 알렸지만
똑똑한 바보인 너는
알아보지를 못하고
내 눈빛을 피하며
무얼 그리 바쁘게 설치는지
정신없이 살고 있구나!

얼마나 더 괴로움을 겪어야.
네 안의 한마음을 찾으려 할지!
그림 속 나는 네가 정말로 안타깝구나.

그림 속 달마는 나를 향해 끊임없이 반야의 지혜와 자비를 전하려 한 순간도 두 눈을 감지 않고 깨어 있습니다.
하지만 나는 그저 달마가 안타까울 뿐입니다.
그렇게 두 눈 부릅뜨고 어찌 두루 살펴볼 수 있겠는가.
그저 하나만 보고 그 하나를 통해 모든 것을 보려 하니 우물 속의 개구리와 다를 바 무엇 있겠는가.
때론 두 눈 감고 여유롭게 게으름도 피우고, 실없는 잡담과 맛있는 음식을 인연들과 함께 나누며, 괴로운 행복을 경험하고 즐겁게 사는 것도 필요하다는 것을 달마는 왜 모르나!

자애관(慈愛觀)

생명현상 안에서 내 생명현상 안에서 우리는 하나입니다.

생명현상 안에서 나의 생명현상 안에서 우리는 하나입니다.
하나됨은 사랑입니다.

나는 나 자신을 소중한 마음으로 사랑하는 것처럼
모든 생명들, 모든 존재들 또한 소중한 마음으로 사랑하리라.
소중한 마음으로 사랑하겠노라.
사랑합니다.
사랑합니다.

나는 나 자신을 존중하는 마음으로 사랑하는 것처럼
모든 생명들, 모든 존재들 또한 존중하는 마음으로 사랑하리라.
존중하는 마음으로 사랑하겠노라.
존중하는 마음으로 사랑합니다.
사랑합니다.
사랑합니다.

나는 나 자신을 감사하는 마음으로 사랑하는 것처럼
모든 생명들, 모든 존재들 또한 감사한 마음으로 사랑하리라.
사랑하겠노라.
감사하는 마음으로 사랑하리라.
사랑하리라.
감사하는 마음으로 사랑합니다.
사랑합니다.

들려지는 것, 보여지는 것, 느껴지는 것, 생각나는 것,
모두 모두 사랑하리라.
사랑하리라.
모두 모두 사랑하겠노라.
사랑하겠노라,

모두 모두 사랑합니다.
사랑합니다.

온몸으로 사랑을 느껴봅니다.
온몸이 사랑 그 자체가 되어
사랑합니다.
사랑합니다.

이러한 사랑의 마음으로
이러한 사랑의 에너지로
모든 생명들, 모든 존재들,
모두 모두 평온하고 행복하기를~
이러한 사랑의 마음으로
이러한 사랑의 에너지로
모든 생명들, 모든 존재들, 모두 모두 평온하고 행복하기를~
모두 모두 평온하고 행복하기를~

모든 생명들, 모든 존재들이 평온하고 행복하기를 바라는 것처럼
내가 부디 평온하고 행복하기를~
내가 부디 평온하고 행복하기를~

내가 부디 평온하고 행복하기를~

평온하고 행복하기를~
모두 모두 행복하기를~
행복하기를~

사랑하는 마음은 크고 강한 에너지를 갖고 있습니다.
그래서 감당하기 힘든 사람도 많습니다.
서로 사랑하는 것에 서툰 경우도 많죠.
그렇기에 더더욱 바르게 사랑을 나누는 것에 대하여
꾸준히 연구하고 발전시켜야 합니다.
자신의 삶 속에서 이루려고 하는 것은 행복입니다.

여덟 가지 괴로움의 요소를 행복으로 풀어 보면 다양한 행복이 있습니다.
태어나는 것은 탄생의 행복. 늙는 것은 성장의 행복.
아픔과 병을 겪는 것은 병을 이겨낼 때의 행복과 아픔을 극복할 때의 행복.
죽음이라는 것은 모든 것을 놓을 수 있는 행복.
사랑하는 사람을 만날 때의 행복.

원망스럽고, 증오스러운 사람을 벗어날 때의 행복.
스스로 세운 목표를 성취하였을 때 성취한 행복.
다양한 감각 기관을 통하여 구하고자 하는 것을 구했을 때의 행복.
맛있는 것을 먹을 때의 행복과 향기를 통해서 오는 행복.
재밌는 것을 볼 때의 행복.
이런 감각적인 것을 통하여 일어나는 행복.
지금 나열한 이러한 행복들은 모두 괴로움에 속하는 행복입니다.
우리는 이러한 괴로움에 속한 행복으로 살아갑니다.

행복 중에 가장 큰 행복은 서로의 사랑을 성취하고 발전시켜가는 행복입니다.
모두 모두 항상 서로 사랑하며 살아가기를 바라며,
그러한 삶이 일상의 삶이 되기를 바랍니다.
모두 모두 평온하고 행복하시기를 거듭 바랍니다.

모두 모두 평온하고 행복하기를~
이러한 사랑의 마음으로 이러한 사랑의 에너지로
내가 부디 평온하고 행복하기를~
내가 부디 평온하고 행복하기를~
행복하기를~

속지 않아야 할 마음
속이지 말아야 할 마음

속지 않아야 할 마음

우선 어떠한 상황에서 마음이 어떻게 반응하는지 알아차리는 것이 중요합니다.
만약 어떤 상황에 대하여 불만이나 원망 등의 부정적 마음 반응이 생겼다면 그 마음에 속지 않아야 합니다.
불만은 불안을 만들고, 불안이 지속 되면 성냄이 생기고, 성냄은 원망과 우울함의 원인이 되지요.
이와 동시에 시기, 질투, 인색함 등 성냄의 감정에 놓이게 됩니다.
이러한 감정을 느끼는 마음은 본심(本心)과는 거리가 먼 객심(客心)입니다. 그냥 왔다 가는 마음이지요.

이러한 객심(客心)은 상황을 왜곡시키고, 착각과 오해로 인하여 분란을 일으킵니다.
괴로움의 씨앗이 되는 마음이며 객심(客心)에 놓여있는 상태가 괴로움이지요.
하지만 이러한 객심(客心) 즉, '속지 않아야 할 마음'은 나도 모르는 사이에 발생 되며 이미 발생 된 후에 괴로움을 통하여 알아차릴 수 있습니다.
그래서 첫 번째 화살은 누구라도 맞습니다.
이러한 상황 속에서 명상에 잘 훈련되어 있다면 객심을 빨리 알아차릴 수 있습니다.
하지만 알아차림이 능숙하지 않다면 두 번째, 세 번째, 그 다음 여러 번의 화살을 맞은 이후에 이것이 '객심(客心)이다.'라고 알아차릴 수 있을 것입니다.
두 번째, 세 번째 화살을 맞는다는 것은 불만이나 원망심(怨望心) 또는 성냄의 객심(客心)이 나의 본심인 것처럼 그 마음에 속아서 여러 행위를 진행한 경우를 이야기합니다.
본심(本心)이 돌아오면, "내가 왜 그랬을까!" 또는 "내가 미쳤지!" 하고 자책하는 세 번째 화살을 맞게 되지요.
자책과 후회를 하다 보면 이러지도 저러지도 못하고 성냄과 우울함에 빠지는 네 번째 화살도 맞습니다.

그러므로 객심(客心)에 속지 않아야 합니다.
첫 번째 화살을 맞았을 때 바로 알아차린다면 객심(客心)은 성장하지 않습니다.
첫 번째 화살을 맞고 알아차렸다면 스스로 결의합니다.
"나는 이러한 객심(客心)인 성냄, 불만, 원망에 속지 않고 지켜볼 것이다."
두 번째 화살을 맞았을 때는 이미 성냄에 빠져 화를 냈거나 원망심과 불만으로 상대를 비난하고 난 다음 알아차림 했을 경우입니다.
이럴 때는 연민의 마음으로 지켜봅니다.
"이런 내가 참 안 됐다. 이런 내가 참 안타깝다."
"이러한 불평과 불만에서 벗어나 평온하고 행복하기를~"
세 번째, 네 번째 화살 맞았을 때는 자책과 후회, 이유를 알 수 없는 성냄과 우울함이 일어납니다.
이럴 때는 후회와 자책이 성냄과 우울함을 극복하는 데 아무런 도움이 되지 않습니다.
후회를 참회로 자책하지 않고 용서해 봅니다.
"이런 나의 잘못을 참회합니다. 미안합니다."
"이런 나의 잘못을 용서받기를 바랍니다."

하지만 여전히 객심(客心)을 마치 나의 본심으로 착각하여 가까운 인연들의 마음에 화살을 쏘며 살아가고 있다면 진정 안타까운 일입니다.

내가 타인의 마음에 화살을 쏘았다면, 그는 나에게 총 쏠 준비를 하려 할 것입니다.

만약 나의 마음에 총을 맞았다면, 나는 그 대상에게 더 강한 공격을 하려 할 것입니다.

이렇게 서로의 마음에 상처를 주다 보면 결국은 관계가 멀어지고 좋은 인연으로 남지 못하게 될 것입니다.

객심(客心)은 왔다가는 마음입니다.

절대 속아서는 안 될 마음이지요.

속이지 말아야 할 마음

당신은 마음의 밭에 어떤 농사를 짓고 싶습니까?

당연히 행복 농사를 짓고 싶겠지요.

그렇다면 마음의 밭에 행복의 씨앗을 뿌려야 합니다.

행복의 씨앗이 되는 마음은 무엇일까요?

명상을 통하여 여러분의 마음 밭에 뿌려야 하는 것은

감사와 소중함, 존중과 사랑, 이러한 마음의 씨앗입니다.

이와 같은 마음의 씨앗이 싹을 틔우면 행복이라는 열매를 얻을 수 있습니다.

그렇지만 행복을 주는 이러한 마음은 스스로 진솔하고 정당해야 합니다.

단순한 감사, 의미 잃은 존중, 집착된 사랑은 행복이라는 결실을 맺기 어렵습니다.

그러면 어떠한 이유로 감사해야 하는 걸까요?

어떠한 마음으로 소중함을 느끼며 존중하고 사랑해야 할까요?

이 질문에 대한 정당성 있고 진솔한 해답은

행복의 결실을 경험할 수 있게 할 것입니다.

정당성과 진솔함이 없는 마음은 자신의 마음을 속이게 됩니다.

"감사합니다!" 하면서 감흥 없이 입으로만 감사하고~

"존중하리라!" 하면서 그렇지 않은 본인의 위선을 보게 됩니다.

"사랑한다!" 하면서 집착에 빠져 대상을 구속하고 믿지 못하는 불안함을 보게 되지요.

이것이 사랑이 맞는가?

이것이 소중한 마음으로 존중하고 있는 것인가?

이러한 의문이 생긴다면 스스로 본인의 마음을 속이고 있는 것입니다.

이럴 때는 한 걸음 물러서서 다시 한번 마음을 점검하고 사사로운 견해에서 벗어나, 바른 견해를 통하여 사유해야 합니다.
바른 견해의 사유는 정당하고 진솔해지며, 모든 대상에 대한 감사와 사랑, 소중함과 존중의 마음을 알게 할 것입니다.
정당하고 진솔한 마음은 큰 에너지를 가지고 있습니다.
때로는 기적을 만들기도 하지요.
바른 견해에 의한 깊이 있는 사유로 큰 깨달음이 있기를 바랍니다.

제5코스

修身平心

(수신평심)

태극과 음양

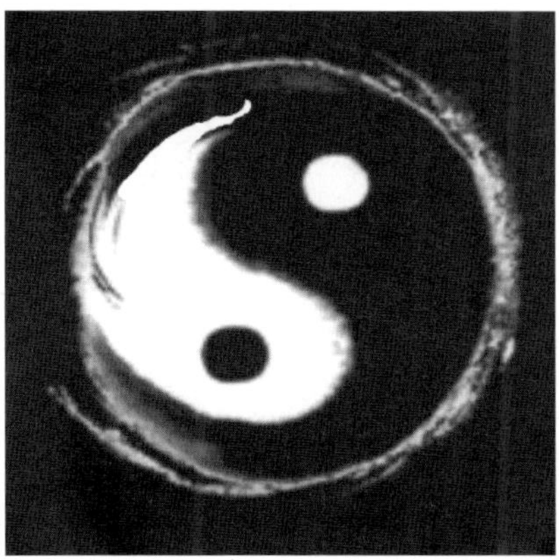

태극(太極)은 음중유양(陰中有陽) 양중유음(陽中有陰)으로 모순력(矛盾力)의 표현입니다.

완전히 고정된 음양은 없다. 음이 있으므로 양의 성질이 존재하며, 양이 있으므로 음의 성질 또한 존재합니다.

이러한 모순력을 통하여 변화하고 흐릅니다.

이것이 태극의 힘입니다.

양극단의 힘이 클수록 중심이 분명해지며 이러한 바른 중심이 중정(中定)입니다.

몸은 음양을 통하여 수기(修氣)할 때 의지력(意志力)이 적용되어야 합니다.

음(陰)은 음(陰)의 성향으로 수렴하려 하고, 양(陽) 또한 양(陽)의 성향으로 확장할 때 음양(陰陽)이 형성됩니다.

의지력이 적용되지 않으면 완력에 몸을 지탱할 뿐입니다.

몸의 음양(陰陽) 형태를 미리 알고 기능을 이해하는 것이 수기(修氣) 수련의 시작입니다.

음양오행

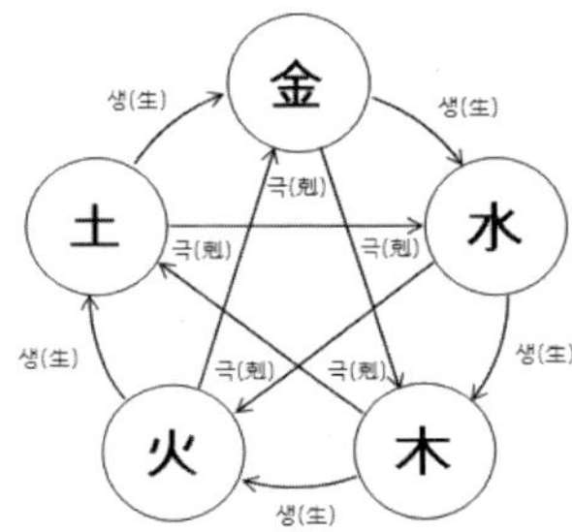

오행	木	火	土	金	水
천간	甲乙	丙丁	戊己	庚辛	壬癸
지지	寅卯	巳午	辰戌丑未	申酉	亥子
계절	봄	여름	환절기	가을	겨울
방위	동	남	중앙	서	북
오색	청색	적색	황색	백색	흑색
숫자	3, 8	2, 7	5, 10	4, 9	1, 6
오미	신맛	쓴맛	단맛	매운맛	짠맛
오덕	인(仁)	예(禮)	신(信)	의(義)	지(智)
오장	간	심	비	폐	신
육부	담	소장,삼초	위	대장	방광
오형	左 다리	左 팔	머리	右 팔	右 다리
오성	쉬~이	커~어	쿠~우	스~으	취~이
정지(志)	노(怒)	희(喜)	사(思)	비(悲)	공(恐)
오주관	근	혈맥	육	피부	골
오관	눈	혀	입	코	귀
오기(氣)	風(바람)	熱(뜨거움)	濕(습기)	燥(건조)	寒(냉기)

밀교의 수기 오행기(密教修氣 五行氣)

밀교나 요가에서 말하는 기맥은 도가(道家)의 수기(修氣)와는 많은 차이가 있습니다.

주로 삼맥칠륜(三脈七輪)을 주맥으로 좌(左), 중(中), 우(右)의 삼맥(三脈)과 일곱 개의 차크라를 칠륜(七輪)으로 보면 무방합니다.

기맥 설은 상행기(上行氣), 하행기(下行氣), 좌행기(左行氣), 우행기(右行氣), 중행기(中行氣)의 오행기(五行氣)를 중심으로 수기(修氣)합니다.

보통은 상행기부터 수기(修氣)하고, 하행기를 다스립니다. 상행기(上行氣)란 도가 수행 관점에서 보면 독맥에 해당합니다.

하지만 우리 도관의 프로그램은 만트라 호흡법으로 하행기(下行氣)를 먼저 가볍게 공부하고, 차크라 개발을 통한 상행기(上行氣)를 깊이 있게 수기(修氣)합니다

하행기(下行氣)는 임맥에 해당하며, 이를 먼저 공부하는 이유는 수기(修氣)를 공부할 때 신통화기(神通化氣)가 먼저 발생하는 경우가 많기 때문입니다.

상위 차크라가 열리고 하부의 차크라가 개발되지 않았을 경우 상부의 기운이 기체(氣滯)가 되어 응어리지고, 육체적 시달림을 겪을 수 있습니다.

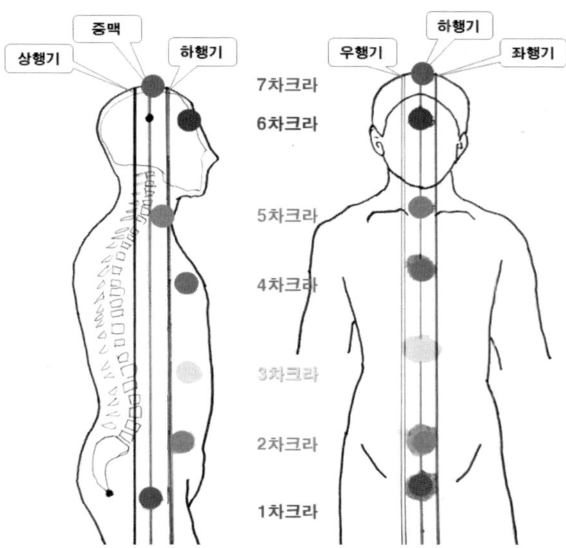

〈그림1〉 삼맥칠륜

이러한 문제에 대한 해결방법을 먼저 익힌 다음 수기(修氣)하는 것이 공부의 어려움을 조금이나마 덜어줄 수 있을 것입니다.

신통화기(神通化氣)는 4번 차크라 위의 상위 차크라가 개발되면 경험하는 현상인데, 외부조건의 영향을 많이 받을 수 있습니다.

예를 들어, 지도자와 같이 수기(修氣)하는 경우, 공부를 이끄는 스승이 상위 차크라를 열었을 때 같은 공간에 있는 제자들도 같이 열릴 수 있습니다.

경전을 공부하거나 법문을 들을 때, 정서적인 감흥으로 상위 차크라가 열리며, 인연 따라 수기(修氣) 중에 영적으로 열리는 경우도 생깁니다.

그 외에는 수기(修氣)를 공부하지 않았지만 지식에 너무 몰입하여 두뇌를 지나치게 써도 상위 차크라가 열릴 수 있습니다.

이때, 하행기(下行氣)를 다스리지 못하면, 두통, 어지럼증, 호흡 장애, 안면신경통, 경항통, 흉통, 소화 장애 등의 원인 모를 증상에 시달림을 경험하게 될 수도 있습니다.

상행기(上行氣)를 공부하는 것은 매우 재미있지만, 힘들고 어렵습니다.

불교, 밀교, 도교 등을 통하여 명상을 공부하는 수행자(修行者)들이 긴 시간이 지나도록 공부를 이루지 못하고 헤매다가 다시 처음으로 돌아가 알고자 하는 것이, 상행기의 기초 1번, 2번, 3번, 차크라에 관한 내용입니다.

이 부분의 공부가 부족하면 모든 공부가 한순간에 무너지는 사상누각(砂上樓閣)이 될 수 있기 때문입니다.

좌우행기(左右行氣)는 오장육부의 영향을 많이 받으며, 오장의 문제는 좌행기(左行氣)에 영향을 주고, 육부의 문제는 우행기(右行氣)에 영향을 미칩니다.

중맥(中脈)은 차후 상위 차크라를 다룰 때 공부하겠습니다.

상행기(上行氣) 독맥(督脈)의 순행노선

독맥의 분포경로는 모두 네 갈래입니다.

(1) 하복부의 하방(下方) 회음부(會陰部)에서 시작하여 척추를 순행하여 위로 올라가 후두부의 풍부혈(風府穴)에서 뇌로 들어가며 정수리로 향하여 머리와 이마를 따라 내려와 콧등에 이릅니다.

(2) 하복부 포중(胞中)에서 시작하여 아래로 외생식기(外生殖器)와 회음부(會陰部)에 이르며, 미려골(尾閭骨)의 끝을 지나 둔부(臀部)를 거쳐 신장(腎臟)으로 들어갑니다.

(3) 족태양방광경과 함께 내안각(內眼角)에서 시작하여, 상행해서 이마와 정수리를 거쳐 뇌 속으로 들어가며, 다시 두 가닥으로 갈라져 목과 척추를 타고 내려와 허리 가운데에 이르며 신장(腎臟)과 연계됩니다.

(4) 하복부에서 시작하여 위로 올라가 제중(臍中)을 통과하고, 다시 심장(心臟)을 관통하여 목으로 들어가며, 뺨을 거쳐 입술주위를 돌아 눈 밑 중앙에 이릅니다.

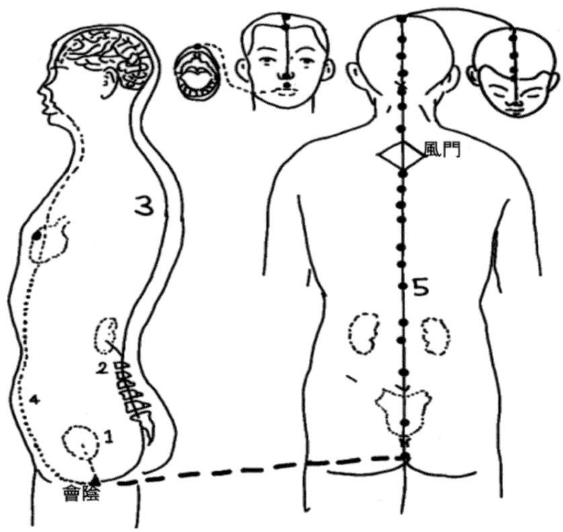

〈그림2〉 독맥

하행기(下行氣) 임맥(任脈)의 순행노선

임맥의 분포경로는 모두 두 갈래입니다.

(1) 하복부의 중극혈(中極穴)에서 시작하여 복부의 중앙을 따라서 가슴 한가운데를 통과해 인후에 이르고, 다시 뺨으로 올라가 얼굴을 거쳐 눈으로 들어간다.

(2) 포(胞) 속에서 척추를 관통하여 등 뒤로 올라간다.

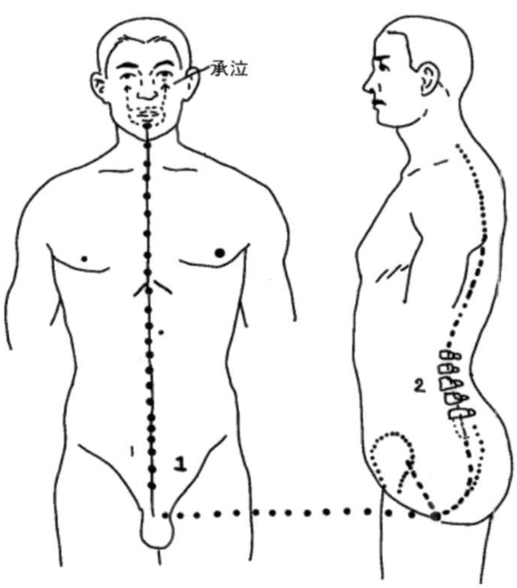

〈그림3〉 임맥

차크라를 통한 수기(修氣)

1. 생명력의 힘 (1번 차크라)

1번 차크라는 원초적 생명력입니다.
우리는 잘 먹고 잘 싸야지 생명을 유지할 수 있습니다.
1번 차크라는 배설의 에너지인데 이것을 잘해야 하며, 즐겁게 받아들이는 것으로 생명력을 성장 발전해 나갈 수 있습니다.
하지만 배설을 수치스럽게 받아들이고 억압하고 감추는 경우가 많습니다.
생활습관 속에서 배설의 과정을 즐거운 마음으로 받아들이기보다는 피하고 싶거나 귀찮게 여기는 경향이 많은데, 이것은 매우 잘못된 습관입니다.
배설이란 너무나 즐겁고 소중한 시간입니다.
배설이라는 생리적 욕구를 후련하게 해결하므로 우리는 가장 원초적인 에너지를 얻습니다.

배설 욕구가 해결되지 않으면 본인도 모르는 욕구불만이 생기며 생명력이 점차 낮아집니다.

1번 차크라를 개발하는 것은 배설의 즐거움을 알고, 소중하게 받아들이는 습관을 갖추는 것에서부터 시작합니다.

물론 잘못된 습관으로 이곳에 문제가 발생했다면 치료하여 다스려 주어야 합니다.

차크라를 개발하여 수기(修氣)할 때 가장 중요한 첫 시작은

1번 차크라를 개발하는 것입니다.

1번 차크라의 문제를 다스리지 않고 상위 차크라를 개발하는 것은 모든 수행이 한순간에 사상누각(砂上樓閣) 됩니다

2. 연정화기(煉精化氣) 센터 (2번 차크라)

정(精)을 쌓으면 락(樂)을 얻습니다.

정(精)이 충만하면 육체에 가득한 쾌감으로 즐거움을 얻게 됩니다.

정(精)이란 성 에너지를 내포하고 있습니다.

이러한 성 에너지를 토대로 남자와 여자는 제각기 다른 에너지로 성장합니다.

성 에너지를 방출하는 단순한 성행위로 그치지 않고, 인체에 담아 성장시키면 정(精)이 기(氣)로 성장하게 됩니다.

정(精)의 근본은 생식기운(生殖氣運) 입니다.

생식기운(生殖氣運)은 본능적으로 동성의 존재보다 우월(優越) 하고자 하는 기운으로 드러납니다.

이 기운(氣運)은 애초에 정(精)을 방사하기 위한 목적의 기운(氣運)이기 때문에 방사 이후에는 기운(氣運)은 사라지고 무기력(無氣力)한 결과를 경험하게 됩니다.

정(精)의 발전된 에너지 형태는 정(精)을 쌓아 기화(氣化)하는 과정입니다.

정(精)이 가득하여도 음란한 생각이 들지 않고 동성과 이성에게 도움을 줄 수 있는 에너지로 성장하게 됩니다.

몸에 정(精)이 가득하면서 편안하여 즐거움을 느끼게 됩니다.

이 상태는 기분(氣分)을 상승시키고 세상을 향해 무엇이든 할 수 있는 기운(氣運)으로 성장 발전하게 됩니다.

2번 차크라를 개발하는 것은 정기신(精氣神)을 닦는 공부의 기초입니다.

도가(道家)의 기침단전(氣沈丹田)은 2번 차크라를 일컫는 말입니다.

* 1번 2번 차크라 개발하는 방법

참장법과 호흡

참장법은 바른 자세를 통하여 기(氣)와 혈(血)의 흐름을 순조롭게 하고, 근육과 관절을 태극음양(太極陰陽)의 원리에 따라 바르게 다시 정렬하는 방법입니다.

전통적 수행방법 중 역근(易筋)에 대한 수행이 있습니다.

이는 일상생활 속에서 근육을 사용하는 것과는 다르게 태극음양(太極陰陽)의 원리에 따라 근육의 쓰임을 변화시키는 몸 공부입니다.

이 과정에서 평소에 사용하는 일반적인 힘이 아닌 새로운 힘을 개발하게 되는데, 이러한 힘을 공력(功力)이라고 합니다.

일반적으로 단순 관절에서 나오는 힘을 완력이라고 말하며, 긴장을 풀어 근골(筋骨)을 헐겁게 하고 여러 관절의 연결된 힘과 근육의 음양분별(陰陽分別)된 자세에서 나오는 힘을 공력(功力)이라 합니다.

1번, 2번 차크라를 개발하기 위해서는 몇 가지 구결을 '참장' 에서 실천하여야 합니다.

구결 1) 양을 확장하고 음은 수렴한다.

태양경근(太陽經筋)과 태음경근(太陰經筋)을 중심으로 근육의 쓰임을 다스립니다.

태양경근은 인체의 후면과 외부에 있으며 마치 방패와 같이 몸을 감싸고 있습니다.

태음경근은 인체의 내부에 놓여있으며 외부에서 보았을 때 숨겨진 부분입니다.

음경근(陰經筋)은 오장(五臟)과 직결되며, 양경근(陽經筋)은 육부(六腑)와 직결되기 때문에 양(陽)으로서 음(陰)을 보호하는 형태를 이루고 있습니다.

따라서 음양분별(陰陽分別)을 실천하려면 양경근(陽經筋)을 확장하고 음경근(陰經筋)을 수렴하도록 자세를 만들어 음양경근(陰陽經筋)의 수렴과 확장되는 원리를 체득(體得)하는 것이 중요합니다.

구결 2) 전신의 긴장을 풀고 관절을 헐겁게 한다.

양경근(陽經筋)을 확장하고 음경근(陰經筋)을 수렴한 후에는 전신의 긴장을 풀고 관절을 헐겁게 하여 몸을 바르게 세웁니다.

이때 음양경근의 역할을 바르게 하는 상태에서 방송(放松)해야 합니다.

구결 3) 허리를 헐겁게 하고 엉덩이를 지켜야 한다.

허리 관절을 열어 헐겁게 하고 꼬리뼈를 아래로 내려 꼬리뼈의 끝부분을 항문 쪽으로 끌어 올려 제항(齊肛)하여야 합니다.
이때 경혈을 다스려 경맥의 흐름을 원활히 하여야 항문과 괄약근을 조절하는 감각이 깨어납니다.

양쪽 회양혈(會陽穴)의 경결(經結)을 다스려야 꼬리뼈를 움직일 수 있습니다.

양쪽 환도혈(環跳穴)의 경결을 다스림으로 골반의 좌우 균형을 잡을 수 있습니다.

아랫배를 끌어올려야 회음혈(會陰穴)의 감각이 좋아집니다.

이렇게 3가지 구결을 실천하면 호흡을 통하여 기침단전(氣沈丹田)을 이루어야 하는데, 절대 억지로 만들려 하면 안 됩니다.

참장법과 호흡법

1. 날숨 끝에서 제항(齊肛)을 찾는다.
2. 들숨을 명문(命門)으로 이끈다.

제항(齊肛)된 상태에서 자연스럽게 허리를 팽창시켜 들숨을 이끌어야 하는데, 이때 몸이 긴장되면 반복하여 시도하지 않습니다.
긴장을 풀고 허리가 충분히 이완되었을 때, 한 번씩 시도하다가 어느 정도 조절되면 연속으로 시도하여 반복해 봅니다.

명문(命門) 호흡법

입식 자세는 위의 3가지 구결을 자유롭게 수행할 수 있다면 명문혈(命門穴)에 집중하여 호흡을 이끕니다.
이때, 무게중심을 뒤로 보내며 음경근(陰經筋)은 수렴하고 양경근(陽經筋)을 확장하며 동시에 명문혈(命門穴)을 열어 들숨을 자유롭게 합니다.
무게중심이 앞으로 올 때 제항(齊肛)한 상태에서 호흡을 내쉬며 전신을 느슨히 합니다.
이와 같은 방법을 반복하여 연습합니다.
좌식자세는 날숨 끝에서 제항을 찾는 것이 중요하며, 제항(齊肛)이 편안하게 이루어진 다음에 명문 호흡을 시도해 봅니다.
날숨 끝에서 제항(臍肛)이 이루어졌다면 이미 깊은 명상상태입니다.
코끝에 있던 의념을 명문혈(命門穴)로 가져오며 코가 명문에 붙어 있다고 상상합니다.
허리를 약간 뒤로 밀어 들숨을 명문에서 충분히 관찰한 후에 전신을 이완하여 날숨을 관찰합니다.
날숨에서 제항(臍肛)을 놓치면 명문 호흡을 중단하고, 다시 이완 호흡을 하여 날숨 끝에서 제항(臍肛)을 찾은 후 명문 호흡을 다시 시도해 봅니다.
명문 호흡에 능숙해지면 명문과 복부의 팽창, 수축으로 호흡을 이끌게 되며 마치 풀무질하는 감각을 느낄 수 있게 됩니다.
1번과 2번 차크라를 개발함으로써 체득할 수 있는 감각은 각자의 신체조건에 따라 다르겠지만 이는 수기(修氣)의 시작이며 가장 중요한 단계입니다.

3. 수곡지기(水穀之氣) (3번 차크라)

인체에 기(氣)가 가득하면 먹고 싶은 생각이 들지 않으며, 적은 음식으로도 속이 든든하여 모든 일에 대담해지고 자신감이 넘치게 됩니다.

우리는 태어난 이후 음식을 섭취하여 그것을 생명 에너지로 전환시킴으로써 살아갑니다.
음식을 소화 시키고 에너지로 전환시키는 곳이 3번 차크라입니다.
3번 차크라가 잘 개발되어 있으면 기운이 넘치고 모든 일에 거침없이 도전하며 성취하고자 하는 의지력이 강해집니다.
음식을 적게 먹어도 에너지의 부족함이 없고, 음식을 많이 먹어도 소화에 어려움이 없습니다.
하지만 3번 차크라에 문제가 발생 되면, 명치 끝부분과 좌우 늑골을 지탱하는 근육의 긴장이 심해지고 상복부가 움츠러지며 흉추의 하단부가 후방으로 구부러지는 자세가 됩니다.
음식을 적게 먹어도 쉽게 가스가 차고 가슴이 갑갑해집니다.
작은 일에도 의기소침하여 근심과 걱정이 많아지며 신경과민으로 쉽게 짜증을 내며 불만이 많으나 표현은 잘 하지 못하고 의지력 또한 약해집니다.

4. 마음 에너지 센터 (4번 차크라)

사람은 누구나 하고자 하는 것을 이루었을 때, 그 성취감에 대한 즐거움과 기쁨을 경험합니다.

이렇게 몸과 마음이 신기(神氣)로 가득할 때, 4번 차크라에 특별한 감각을 느낄 수 있습니다.

이때, 감사 명상을 하면 기쁨과 환희심(歡喜心)을 체험할 수 있습니다.

4번 차크라 개발은 몸 밖의 외부의 조건에 영향을 많이 받습니다. 감흥을 느끼는 법문을 듣거나, 감동적 상황에 놓여있거나, 감사의 에너지가 충만할 때 자연스럽게 개발됩니다.

4번 차크라가 잘 개발되면 평심(平心)이 온화하고 감사의 마음이 에너지로 전환되며, 정신이 맑아지고 피곤함이 사라집니다.

*3번, 4번 차크라 개발하는 방법

구결 1) 골반을 아래로 가라앉히고, 늑골은 위로 들어 올려 복부가 상하로 열려야 합니다.

골반이 아래로 가라앉을 때는 아랫배를 끌어 올려야 합니다.

꼬리뼈가 항문 속으로 수렴됩니다.

아래로 처져있던 회음(會陰)부가 위로 올라가고 수렴됩니다.

흉골 부위와 늑골을 위로 들어 올리려면 후방으로 밀려있던 흉추 부위가 바르게 펴져야 가능하므로 평소에 흉추 베개를 꾸준히 하는 것이 좋습니다.

구결 2) 가슴의 한 중앙은 안으로 들어가게 하며, 등은 상하로 곧게 세워야 합니다.

가슴을 열어 상방(上方)으로 들어 올릴 때 가슴의 정중선(正中線)이 안으로 들어가게 하고 긴장을 풀어야 합니다.
등을 상하(上下)로 곧게 펼 때도 척추의 긴장을 다스려야 합니다.

참장법 과 호흡법

허리의 팽창으로 이끌던 호흡을 능숙하게 하는 것이 우선입니다.
호흡이 능숙해지면 골반을 조금 더 하방(下方)으로 낮추어 들숨을 깊고 길게 이끌며 복부를 상하로 열어 봅니다.
이때, 억지로 이끌게 되면 긴장이 심해져 원하는 호흡을 할 수 없게 됩니다.
그러므로 긴장을 푸는 것이 무엇보다 중요합니다.
긴장이 풀리면 호흡이 조금 더 깊어짐으로써 명문에서 전방(前方)의 상복부까지 확대됨을 경험하게 될 것입니다.
이러한 경험을 하면 호흡만으로도 복부는 상하로 열리게 되며 내부

공간이 확장되어 뇌압이 다스려지면서 손과 발의 기혈(氣血)의 흐름이 활발해짐을 경험할 수 있을 것입니다.

5. 마음 에너지를 전하는 센터 (5번 차크라)

마음의 에너지를 주고받을 때 가장 많이 쓰이는 방편은 '언어'입니다. 마음을 전하는 방법 중에서도 언어가 가진 힘이 무엇보다 으뜸일 것입니다.
평온한 마음과 기쁜 마음 상태는 긍정의 목소리를 전할 수 있는데, 이때 5번 차크라에 위치한 호흡기의 구조가 매우 중요합니다.
이곳을 잘 개발하면, 상대에게 편안함과 안정감을 주고, 에너지 넘치는 목소리만으로도 상대에게 전달되는 에너지가 있습니다.
하지만 5번 차크라에 문제가 생기면 감정에 맞지 않는 목소리를 내게 되고, 목소리가 흩어지면서 억양이 정확하지 않고, 발성이 좋지 못하여 상대와의 소통이 답답해지는 현상을 경험하게 됩니다.

6. 제3의 눈을 뜨다. (6번 차크라)

내 안의 우주를 보고 경험할 수 있는 곳이 6번 차크라입니다.

평상시 밖을 보던 시선이 인당(印堂)을 통하여 호흡과 동시에 안을 보게 됩니다.

〈그림4〉의 1번의 문으로 들어가게 되면 좌우의 눈동자가 이완된 상태에서 흔들리다가 어느 순간 내부(內部)의 한 부분에서 초점이 맞추어지며 두 눈동자의 모든 긴장이 사라지고 편안해집니다.

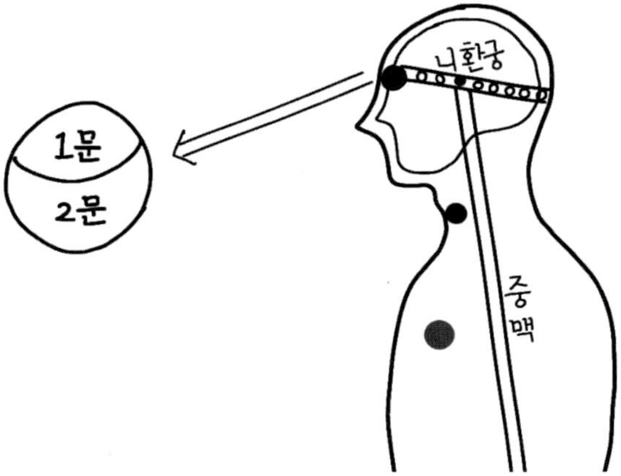

〈그림4〉 6번 차크라 이문구궁(二門九宮)

이것은 〈그림4〉의 6번 차크라의 4번째 자리인 니환궁에 이른 상태입니다.

이때 중맥을 경험하게 되는데 기초가 잘 닦여있어야만 6번 차크라를 개발할 수 있습니다.

물론 중맥의 도움 없이도 6번 차크라를 인연법에 따라 개발할 수도 있습니다.

하지만 제3의 눈은 뜰 수 없을 것입니다.

제3의 눈을 뜨는 순간 내 안의 우주를 보게 됩니다.

텅 비고 고요한 우주의 한 중앙이 또렷하게 보이게 됩니다.

너무도 생생하고 강한 체험이기 때문에 누구라도 처음엔 놀랄 수도 있습니다.

이 경험을 하는 동안에 몰입감을 높이며 긴장을 잘 다스릴 수 있다면 긴 시간 동안 이 상태를 유지할 수 있게 됩니다.

이것이 능숙해 지면 고요함 속에서 감각 기관의 변화를 다시 살펴볼 수 있게 됩니다.

감각 기관 중 귀가 열리게 되고 한밤중에 멀리서 나는 작은 소리도 들리게 됩니다.

이후 코를 통하여 들숨을 할 때, 6번 차크라를 더 또렷하게 만들며, 입안과 혀에서 안으로 당겨지는 감각이 발생 되고, 혀 밑에서 스르륵~스르륵~~하는 소리와 동시에 내부의 압력이 낮아지는 것을 경험을 하게 됩니다.

피부는 마치 전류가 감싸고 있는 듯이 먹먹해지고 느슨하나 미세한 바람이 스쳐도 알 수 있을 만큼 민감하게 깨어 있습니다.

6번 차크라를 통하여 삼매를 체험하면 여러 형태의 수기(修氣) 공부에 얻어지는 것이 많습니다.

특히, 신체의 이완 정도가 높아지면서 위기(衛氣)발동을 경험할 수도 있습니다.

위기(衛氣)는 일반의 경우 수면 상태 즉, 무의식상태에서 우리 몸을 지켜주는 면역 기운입니다.

하지만 명상 중 깨어 있는 상태에서도 수면 상태 이상으로 몸이 이완되게 되면 위기(衛氣)발동을 경험할 수도 있게 됩니다.

위기가 발동되면 전신이 느슨해지며 일정 부분의 피부밑에서 약간의 전류 감각을 느끼게 되며, 피부가 몸에 깊숙이 달라붙는 듯한 느낌을 느끼게 됩니다.

몸의 피로물질과 체내의 독소가 순환, 배출되어 면역력의 증강에도 도움이 됩니다.

이런 경험 이후에는 평상시 생활 속에서도 긴장이 풀리면서 이와 같은 감각을 자주 경험하게 됩니다.

이는 인체의 긴장과 이완의 격차가 커지며 일어나는 현상으로 몸이 적응되면 사라집니다.

* 5번, 6번 차크라 개발하는 방법

구결 1) 쇄골을 들어 올리고, 어깨를 아래로 가라앉힙니다.

쇄골을 위로 들어 올릴 때, 어깨를 후방회전하며 아래로 가라앉게 하고, 팔꿈치를 외방(外方)으로 늘어뜨립니다.

구결 2) 목을 바르게 세우는 기준은 백회혈 부위가 되어야 하며,
이는 마치 상투를 틀어 허공에 매어둔 듯한 자세를 취합니다.

쇄골을 위로 들어 올릴 때 턱을 안으로 당기도록 합니다.
후두부(後頭府)의 뇌호혈(腦戶穴)을 뒤로 확장하여 목과 후두부가 열리도록 합니다.

모든 구결을 실행할 때는 전신의 긴장을 푸는 것이 중요합니다.

7. 하늘 향해 문을 연다. (7번 차크라)

하늘을 향해 문을 열어 머리 위로 기둥을 세우듯 하여야 합니다.
공부에 대한 열정과 의지로 상위단계의 공부를 원하는 수행자(修行者)들이 많은 것으로 알고 있습니다.
나 또한 그러했습니다.
하지만 무조건 높은 단계의 차크라를 개발하는 것이 좋은 것만은 아닙니다.
필자의 경험을 얘기해보자면,
일상생활 중에 7번 차크라가 갑자기 열려 버렸습니다.
머리가 툭 하고 갈라지는 듯한 느낌이 느껴졌는데, 머리를 만져보니 백회혈(百會穴)의 부위가 움푹 가라앉아 말랑말랑한 느낌이 들었습니다.
그 후 3년 동안의 영적인 시달림을 겪게 되었습니다.
그래서 7번 차크라는 내공을 갖추어 안에서 밖으로 열어야 함을 뼈저리게 온몸으로 체험했습니다.
또한 하행기(下行氣)에 문제가 없도록 꾸준히 점검한 다음에 상위 차크라를 개발하는 것이 공부의 장애를 해결할 수 있음을 터득하였습니다.
아랫부분의 차크라가 개발되어 있지 않았는데 상위 차크라가 먼저 개발되면 상위 차크라로부터 내려오는 기운(氣運)을 감당할 수 없어서 몸이 아파지거나 감정에 문제가 생겨 괴롭습니다.

따라서 착실히 1번, 2번, 3번 차크라부터 꾸준히 개발하는 것이 중요합니다.

먼저 1번, 2번 차크라 개발로 연정화기(煉精化氣)의 근본을 갖추고, 체질에 맞는 섭생을 하며, 호흡을 통하여 내부의 기력(氣力)을 증강시킵니다.

상행기(上行氣)인 독맥, 중맥을 따라 자연스럽게 위로 끌어올리면서 기력(氣力)이 증강되면 7번 차크라가 안에서 위로 밀어 올려지며 열립니다.

이렇게 7번 차크라를 밖으로 열만큼 기력이 체내에 충만하면 7번 차크라가 열리기 전에 얻을 수 있는 득기력(得氣力)이 있습니다.

체내에 충만한 기력(氣力)이 온몸을 감싸고 돌아가는 감각을 경험하는데, 마치 저주파 전류가 기맥을 따라 물 흐르는 듯한 느낌을 느낄 수 있습니다.

이때 흐름에 장애가 있으면 그곳의 장애를 해결하기 위해 자연스럽게 요가와 같은 동공(動功)이 일어날 수도 있습니다.

이는 장애를 해결하기 위한 자연스러운 몸의 움직임입니다.

그 움직임을 따라가면 장애가 자연스럽게 해결되며 오랜 시간 동안 잃어버렸던 운동신경이 회복됨을 경험하기도 합니다.

이렇게 주천(周天)을 경험한 후에는 마치 온몸이 뼈가 없는 연체동물처럼 느슨한 가운데 홀가분하고 자유로운 기운을 경험합니다.
관절을 매우 빠르고 강하게 흔들어도 근육, 인대, 관절 부위에 손상이 발생하지 않지만, 이때는 무리하게 힘을 쓰지 않는 것이 좋습니다.
이렇게 대주천(大周天)이 일어나는 동시에 2번 차크라 깊숙한 곳에서 마치 보일러에 불이 붙는 것처럼 열감과 시원함을 느끼게 됩니다.
이 감각이 중맥(中脈)을 타고 점점 위로 올라오다가 4번, 5번 차크라에 이르면 기관지의 구조가 느껴지고 호흡이 편한 자세로 변화하며 목소리가 깊어져 처음에는 소리를 밖으로 내기가 쉽지 않습니다.
호흡은 어떠한 걸림도 없이 깊게 들어오게 되고, 허리와 등을 따라 무겁고 든든한 느낌의 기운이 위로 오르게 됩니다.
이때 인위적으로 기운을 이끌면 안 되며, 기감(氣感)을 뒤따라 가며 관찰하여야 합니다.
특히 후두부 뇌호혈에 이르게 되면 두려움을 느낄 수도 있는데 이때는 후두부를 뒤로 밀어 뇌호혈을 확장하게 되면 위기감이 사라집니다.
어떨 때는 머리에 둥글게 띠를 두른 듯 중압감을 느낄 때도 있습니다.
기감(氣感)이 머리에 이르면 코가 백회혈에 붙어 있다는 상상을 하고 그곳에서 하늘로 밀어 올리는 내쉬는 호흡을 합니다.

절대 금지해야 할 것은 백회로 들숨을 하는 것입니다.

7번 차크라로 들숨을 하는 경우, 득보다 실이 많음을 유의하여야 할 것입니다.

그래도 7번 차크라로 기운이 들어오는 기감이 발생 될 때는 개수혈(開手穴)하여 양손으로 기운을 받도록 하는 것이 좋습니다.

개수혈수천기(開手穴受天氣)의 방편은 필자가 7번 차크라가 갑자기 열려서 많은 고생 끝에 대안으로 마련한 방법이며 수기(修氣) 공부에 많은 도움이 될 것입니다.

새로운 차원으로 떠나는 명상여행

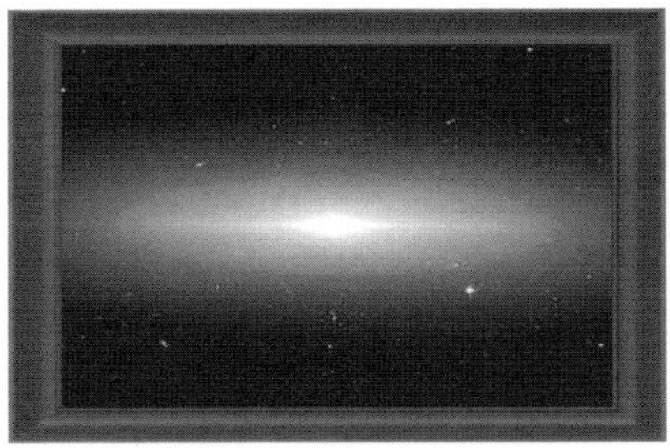

함께하는 명상여행의 근본 취지는 명상을 통하여 일상의 긴장에서 벗어나 마치 즐거운 여행을 하는 것처럼 힐링하고, 그렇게 회복된 에너지를 가지고 일상생활에서 활력이 되기를 바라는 마음입니다. 지금까지 해온 것처럼 다음의 내용도 미지의 세계로 여행하는 설렘으로 즐겁고 재미있게 명상여행을 함께했으면 합니다.

다음 내용으로 나올 8번 차크라 부터는 과거의 경전이나 수행 서적에서 다루는 내용은 아닙니다.

오롯이 저의 밀교 스승님의 가르침과 제가 체험하고 경험한 부분을 함께 나누고자 합니다.

이미 경험을 해본 사람은 경험을 통하여 겪어본 일이겠지만 무엇인지 몰랐던 내용을 다시 한번 정리할 수 있을 것입니다.

반면 이해하기 어려운 내용도 있을 것입니다.

어떤 경우이든 즐겁게 여행하는 마음으로 체험하길 바랍니다.

8. 새로운 빛을 얻다. (8번 차크라)

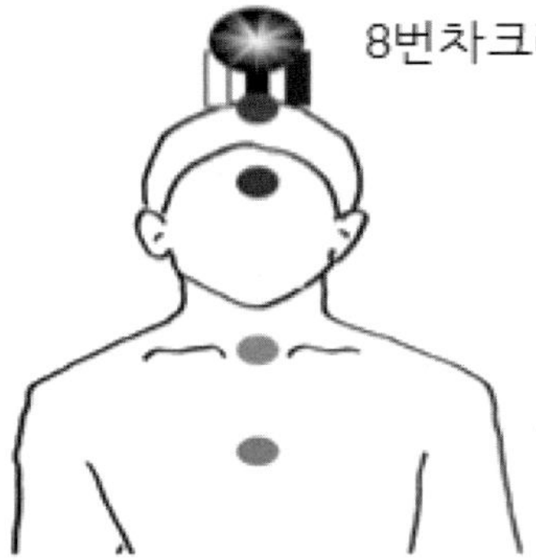

〈8번 차크라〉

감사와 사랑이 충만한 상태에서 무량한 마음으로 명확히 현상을 알아차림 합니다.
감사를 통하여 현상을 알아차림하고, 사랑을 통하여 현상을 알아차림 합니다. 이때, 순간순간 증폭되는 내면의 기쁨과 환희심을 체험하게 됩니다.
동시에 눈앞이 환하게 밝아지는 듯하며, 명상수련 중에 눈을 감아도 눈앞이 환하게 밝아짐을 경험할 것입니다.
이때, 알아차림하고 빛을 따라서 그 빛에 머물게 되면 삼매에 이르게 됩니다.

9. 맑고 밝은 빛을 얻다. (9번 차크라)

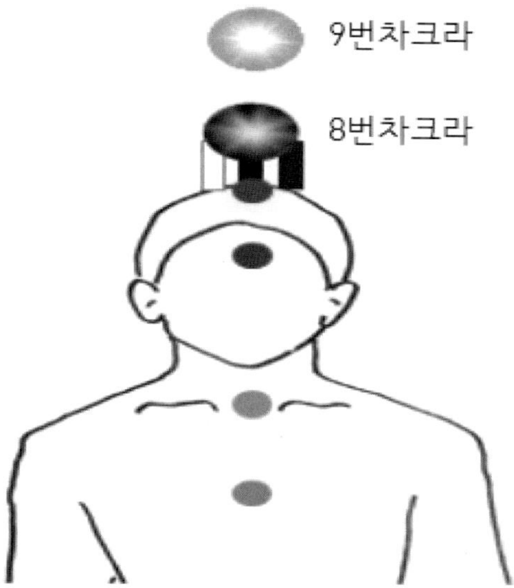

〈9번 차크라〉

무량한 자애의 마음을 대상과 나누고 실천할 때, 그 성취감을 통하여 더 선명하게 맑고 밝은 빛을 마주하게 됩니다.

이 빛을 알아차리고 집중하면 삼매에 이르기 쉬우며, 다음 단계에 이르는 열쇠를 얻게 됩니다.

하지만 경험자나 스승이 없이는 이루기 쉽지 않습니다.

다음 과정에 대하여 정교하게 기록하였습니다.

지금의 인연으로 다음 단계에 이르길 바랍니다.

9번 차크라를 넘어서 10번 차크라를 개발하기 위한 과정은
6번 차크라를 통하여 이루어집니다.
우선 스스로 차크라를 개발하려면 9번 차크라의 밝은 빛이 6번 차크라로 집중되면서 다양한 빛의 차원을 체험하게 됩니다.
어느 순간 빛이 일정한 형태를 이루게 되는데,
이것은 만다라의 형상을 띄게 됩니다.
이러한 만다라의 형태는 수행자(修行者)에 따라 다르게 형성되며, 처음에는 단순한 형태이지만 능숙하게 다룰 수 있게 되면 복잡하고 입체적인 형태를 갖추게 됩니다.
명상 중에 자연스럽게 팔을 움직여 손의 자세를 취하게 되는데,
이때 만다라의 형태를 자유롭게 다룰 수 있게 됩니다.

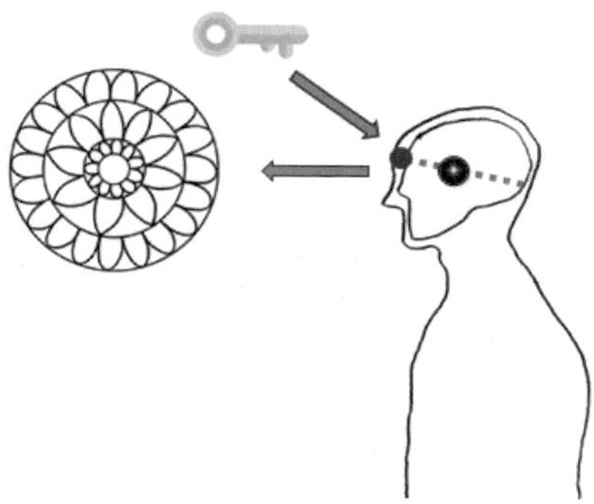

〈다음 단계로 나가는 열쇠를 얻다〉

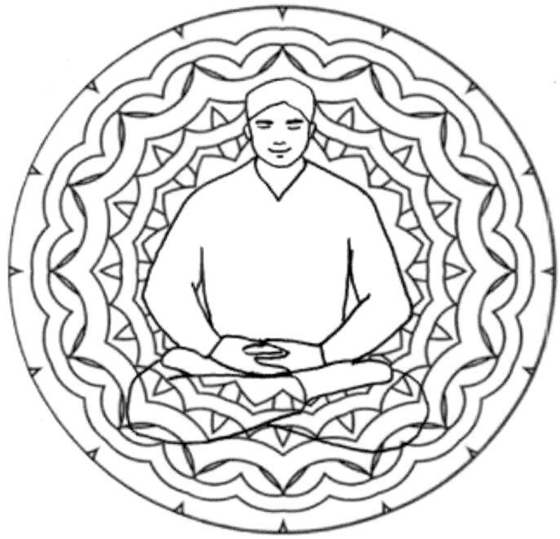

〈만다라를 얻다〉

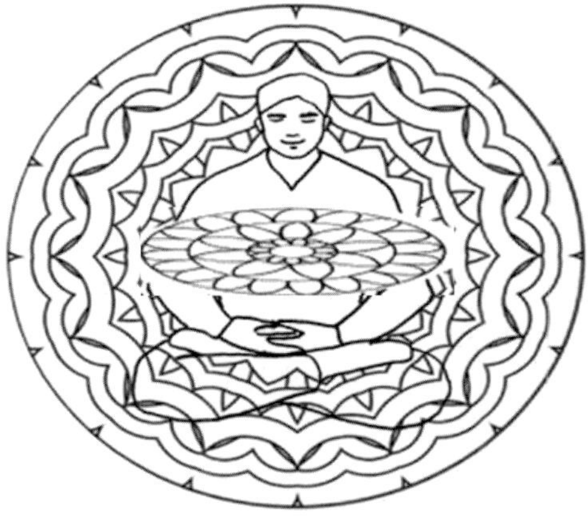

〈만다라를 능숙하게 다루다〉

10. 영연화(影蓮花) 피우기. (10번 차크라)

만다라에 능숙해지고 공력을 갖추게 되면, 두 가지의 연화를 마주하게 됩니다.

아래의 그림과 같이 아래 방향으로 연꽃을 피우게 됩니다.

동시에 태초의 땅이 형성되는 기운과 마주하게 되며, 인과(因果)를 깊이 자각하게 됩니다.

그리고 생명의 근원을 알게 되며, 생명을 품고 있는 대지의 어머니와 교감하게 됩니다.

1번 차크라 아래에서 안락하고 평온하며 포근한 안도감을 통해 깊은 삼매를 경험하게 됩니다.

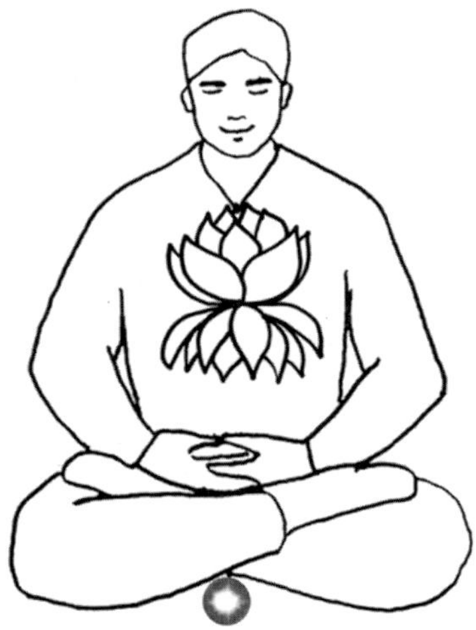

〈10번 차크라〉

11. 윤회를 자각하다(11번 차크라)

인과를 통하여 윤회를 자각하고 윤회를 이끄는 욕계의 신들과 에너지를 소통합니다.
이 단계에서는 오직 알아차리고 지켜볼 뿐입니다.

* 아수라: 높은 윤리관과 도덕성을 가지고 있으며, 정의를 위해 투쟁하여 쟁취하려는 강한 에너지를 품고 있습니다.

* 윤회를 담당하는 대신: 사자를 각자의 업(業)에 따라 죄를 다스리고, 차원계 순환을 다스리는 원력과 소임을 가지고 있습니다.

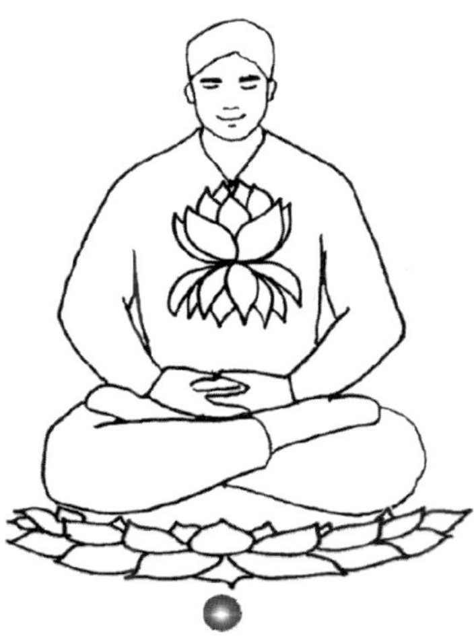

〈11번 차크라〉

12. 중맥에 타오르는 초록빛으로 몸을 정화하고 천문 열다 (12번 차크라)

매우 힘들고 어려운 단계입니다.
중맥(中脈)에서 초록 불꽃을 느끼는 순간 속이 메스꺼움을 느끼며 구토를 하게 됩니다.
한번 일어난 초록 불꽃은 사라지지 않으며 거칠고 탁한 음식을 먹지 못하게 되며, 자연스럽게 정화식(淨化食)을 하게 됩니다.
처음에는 3번 차크라에서 느껴지던 초록 불꽃이 5번 차크라를 지나며, 7번 차크라와 6번 차크라 사이의 정수리에서 천문이 열리고 밝은 빛이 우주를 향해 거침없이 올라갑니다.
윤회를 해탈로 이끄는 열반 계의 천신들과 불보살들의 에너지와 소통합니다.
궁극적인 우주의 맑고 텅 빈 양(陽)의 성향인 우주의 아버지를 자각하게 됩니다.
하지만 지극히 하심(下心)하고 아공(我空)과 법공(法空)을 깊이 있게 자각하여야 합니다.
전혀 다른 차원의 삼매를 경험하게 됩니다.
본인의 의지에 따라서 천계와 연결됩니다.
그러므로 절박한 마음으로 법계자비관(法界慈悲觀)과 자애관(慈愛

觀)을 놓치지 않고 닦아야 합니다.

그렇지 않으면 높은 차원의 어둠의 에너지와도 연결될 수 있습니다.

매우 위험하고도 힘든 시기입니다.

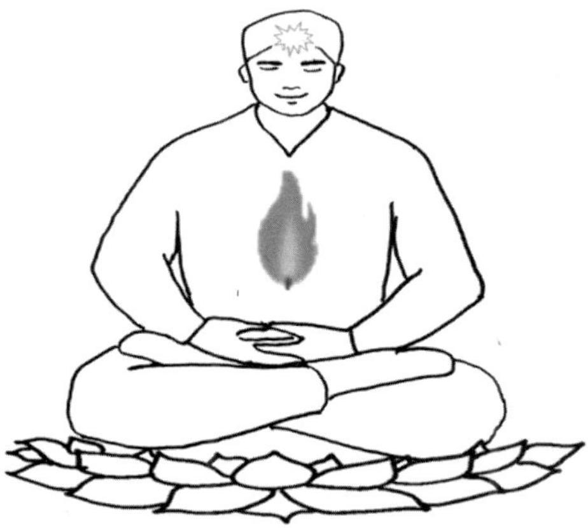

〈12번 차크라〉

13. 능숙히 발휘되는 사무량심 (13번 차크라)

자비희사(慈悲喜捨)를 통하여 보살들의 원력과 보살심을 자각하게 되며, 불보살들의 에너지와 연결하고 능숙하게 보살심을 발휘합니다.

신밀(身密)을 닦게 되며 수인(手印)에 능숙해집니다.

체내의 모든 차크라의 개합(開合)에 능숙해지며 육체적, 심리적 문제가 드러나고 다스려집니다.

감각기능이 예전과 다르게 매우 민감하게 개발되며 통찰력이 발전됩니다.

오행기(五行氣)가 원활하게 소통되며 능숙하고 자유롭게 조절할 수 있게 됩니다.

12번 차크라를 통하여 연결되며 중맥(中脈)은 매우 편안하고 안정되어 있습니다.

14. 해탈의 원력을 가지고 아래로 내려오다 (14번 차크라)

1번 차크라 아래의 차크라는 윤회를 주관하였으나 14번 차크라는 윤회를 해탈로 이끄는 불보살의 원력을 가지고 있는 에너지입니다.
하급 영(靈)을 바르게 이끌 수 있는 능력이 있습니다.
발바닥까지 천기가 이르게 되며 동시에 천문을 통하여 불보살과 천신들의 에너지와도 연결됩니다.
마음이 개인적인 이념이나 관념에 메어 있다면, 내려오는 천기가 몸 안에서 걸리게 됩니다.
이때 이념이나 관념을 붙잡고 고집을 부리면 기운이 뭉치고 응어리지며 육체적 시달림을 겪게 됩니다.
모든 이념과 관념을 내려놓고 "어머니 아버지 뜻대로 하소서"라고 하며 나를 비워야 합니다.
하지만 쉽지 않습니다.
지금까지 스스로 진리라 여기고 있었던 이념을 내려놓는다는 것은 참으로 어려운 일입니다.
불보살이든 본인이 믿는 하느님이든 온전히 자기 자신을 내맡기면 모든 문제는 해결됩니다.

15. 내려놓음에 능숙해지다 (15번 차크라)

내려놓음, 놓아버림, 벗어남, 해탈에 능숙해지면,

이전에 가지고 있던 이념이나 진리관(眞理觀)에 대한 모순을 자각하게 되며. 한 단계 성장한 여유로 본성을 살펴볼 수 있게 됩니다.

이러한 단계의 견성(見性) 체험은 사견(私見)으로 인한 분별심을 내려놓게 됩니다.

16. 우주를 향해 연꽃을 피우다 (16번 차크라)

머리 위로 연꽃을 피우며 해탈을 이루고 주관하는 천신들과 불보살들의 에너지와 자유롭게 소통한다.

16번 차크라 이상의 차크라는 제각기 높은 과를 이룬 천신 불보살들의 성향에 따라 개발됩니다.

이때는 집중수련 통하여 과를 증득(證得) 하는 것이 좋습니다.

저는 은사 스님의 당부를 따르지 못하고 일이 바쁘다는 핑계로 수련에만 집중할 수 없었습니다.

그래서 생활 중에 염불 수행을 열심히 했습니다.

염불만으로도 불보살의 자비와 자애의 마음을 경험하며 환희심을 순간순간 체험할 수 있었습니다.

본래 공(空)한 우주에 든다

(궁극적 차크라)

우주의 어버이 품에 들어가 고요함과 텅 빔의 실상을 체험합니다.

스스로 법계에서 파생된 존재임을 자각하고,

법계가 곧 나와 다르지 않음을 자각합니다.

또 무수히도 많은 우주의 존재들이 궁극적 차크라와 연결하고 있음을 알 수 있습니다.

마음이 짊어진 과제

한자로 마음을 표현할 때 3글자로 나누어 설명합니다.

識(식): 느낌, 감정, 마음의 아는 작용

意(의): 생각, 판단, 의지 작용

心(심): 욕구, 의도, 무의식 작용

識(식)과 意(의)는 사념처(四念處) 수행에서 수념처(受念處)로 보기에 핵심감정이 드러나는 마음입니다.

핵심감정은 탐(貪), 진(嗔), 치(痴)가 발현한 마음입니다.

불만, 불안, 인색함, 질투, 부담감, 경쟁심, 억울함, 외로움, 그리움, 두려움, 무기력, 허무, 공포, 소외감, 적개심, 경쟁심, 분노 등 인생을 괴롭게 만드는 감정들입니다.

능숙하게 대응하면 아무런 문제가 없지만, 어느 부분의 감정은 대응이 병적으로 미숙하여 삶에 큰 장애가 되기도 합니다.

이러한 핵심감정의 근원을 찾아 마음속 깊이 들어가면 심(心)의 마음 즉 무의식 속에 저장되어있던 아픈 자아(自我)가 드러납니다.

과거 경험했던 충격이, 기억 속에 저장되어있던 정보가 내외조건에 따라 핵심감정으로 드러나는 것입니다.

이렇게 아픈 자아(自我)가 현실 속에서 우리의 감정을 비정상적으로 대응하게 만듭니다.

'일체유심조(一切唯心造)'를 풀어서 설명하면, 일체의 모든 생각이 마음의 조화에 달렸다.

여기에서 이야기하는 마음은 무의식 즉 심(心)의 마음입니다.

그러므로 심(心)의 마음, 응어리를 풀고 다스리는 것은 무엇보다 중요합니다.

다시 말하면 아픈 자아(自我)를 다스리는 것은 무엇보다 중요합니다.

마음의 문제를 해결하기 위하여 종교 신앙 등에 의지하기도 하고, 철학을 공부하기도 하며, 심리학을 직접 공부하거나 심리치료를 받기도 합니다.

정신과 심리치료를 하거나, 명상, 최면요법, 샤먼의식 등의 다양한 방편으로 아픈 자아(自我)를 다스리고 치료합니다.

어떠한 방법을 통하든 아픈 자아(自我)를 다스릴 수 있다면 최선을 다해야 합니다.

아픈 자아(自我)를 다스리고 마음이 평온해지면 본래 마음,
즉 본성(本性)에 집중할 기회가 많아집니다.
알아차림(sati)을 통하여 현상에 집중하면 위빠사나(vipassana, 觀) 수행이 되며, 알아차림(sati)이 법(法)에 이르러 실상의 고요함에 집중하면 사마타(samatha, 止) 수행이 됩니다.
현상의 요동치는 마음이 안정되면 고요함에 집중할 수 있으며
고요함 속에 깨어 있는 상태, 삼매(三昧)를 경험하게 됩니다.
삼매를 해석하는 데는 다양한 견해가 있습니다.
일반적 논리로 해석하면 상견(常見)이나 단견(斷見)의 견해로 이해하기도 합니다.
과거 마음을 연구했던 동서양의 모든 사상가도 이 부분에서 각자의 독창적 견해로 다양한 사상을 만들었습니다.
서양의 기독교를 중심으로 삼매를 해석하면,
견성(見性)의 경험을 신과의 교감으로 해석하고 영원불변(永遠不變)의 존재가 있다고 이해하여 상견(常見)의 견해가 생기게 됩니다.
견성(見性)의 경험을 가장 이해하기 쉽게 설명할 수 있는 견해입니다.
만약, 알아차림(sati)이 없는 삼매를 경험했다면 도가(道家)적 해석이 쉽습니다.
도가(道家)에서 이야기하는 무념무상(無念無想)의 경지 속에서 원시

반본(原始反本)과 무극(無極)을 체험하고 단견(斷見)의 견해가 생기게 됩니다.

최상의 좋은 삼매는 알아차림(sati)을 가지고 사념처(四念處)의 법을 통찰하여 정견(正見)의 견해를 성장시키는 방향입니다.

근접 삼매, 무여 삼매, 본 삼매 등의 삼매를 증득 하는 것은 마음의 장애요소를 어느 정도 다스릴 수 있다는 증거이기 때문에 좋은 성과입니다.

어린 마음

누구나 무의식 속에 저장되어있는 어린 마음이 있습니다.

이 마음은 아픈 마음이며 치료하고 바르게 이끌어 주어야 할 마음입니다.

과거 스스로 겪어왔던 가슴 아픈 경험이나 주변인들로 인해 바르게 학습 받지 못한 마음의 문제, 유전적으로 바르게 자리 잡지 못한 대뇌의 문제, 이러한 여러 가지 이유로 형성된 어린 마음이 있습니다.

어린 마음이 감정으로 드러나면 비정상적인 생각과 판단을 만듭니다.

어린 마음의 비중이 클수록 모든 감정에 영향을 주기 때문에 공감 능력 상실까지 이르게 된다면, 심각한 인격장애로 반사회적인 인간이 되기도 합니다.

어린 마음의 비중이 크지 않아도 특정한 감정에서 어린 마음이 드러나기도 합니다.

어린 마음으로 드러나는 감정은 미숙한 감정으로 이성적 사고를 방해하며, 비정상적인 생각과 판단으로 주변 사람과의 소통이 쉽지 않습니다.

이렇게 어린 마음이 느껴질 때 은사 스님의 말씀을 되뇌어 봅니다.

은사 스님께서 말씀하시기를

"나이가 아무리 많아도 모든 감정이 어른으로 성장하지는 않는다.

때로는 특정한 상황에서 상식에 어긋나는 논리를 가지고 있는 사람이 있지.

그때는 어린아이처럼 떼를 쓰고, 욕심내고, 고집을 부리지!"

"이것은 성장하지 못한 어린 마음이 있어서 그런 것이야.

그와 함께 싸우고 다투는 것은 같은 수준 밖에 되질 않아."

"그럼 어떻게 해야 할까요?"라고 물어봅니다.

"뭘 어떻게 하겠어!

어린놈이 똥 싸고 자빠졌는데

이왕 싸는 똥 시원하게 싸라고 하지! 하~하"

"똥오줌 못 가리는 어린아이가 똥을 싸면 그냥 둬야지

똥 싸지 말란다고 그놈이 안 쌀까!"

"단지 다 큰 놈이 어린아이처럼 똥을 쌌으니 지가 싼 똥, 지가 치우도록 내버려 둬야지. 안 치우면 어쩔 수 없고."

"네놈도 예전에 똥 싸는 소리 많이 했잖아!"

"네~스님, 허허허"

"그 짓거리가 누가 뭐라 한다고 고쳐지는 게 아니야.

어떤 식으로든 스스로 자각하고 그 어린 마음을 성장시켜야 고쳐지겠지."

어린 마음을 다스리는 방법

어린 마음은 무의식중에 있기에 다스리기가 쉽지 않습니다.
그 마음을 다스리기 위한 다양한 방법이 있지만, 어떤 것이 옳다라고 이야기할 수는 없습니다.
다만 인연에 따라 스스로 적합한 방법을 찾아보는 것이 좋습니다.
도가(道家) 수행 중의 신유관(神有觀)이라는 명상법을 보면,
깊은 마음속의 어린 마음을 찾아, 어린 마음에서 일어나는 감정 또한 나의 다른 모습이며 자아(自我)임을 인정합니다.
이렇게 드러나는 자아(自我)를 위로하고 격려하여 성장시킵니다.
최면치료도 이와 같은 메커니즘을 가지고 있는데, 어린 마음과 이별하고 새롭게 태어나는 과정으로 어린 마음에서 벗어납니다.
심리상담이나 심리치료는 자신의 논리를 특정한 대상에게 자유롭게 발산하는 방법을 사용해 억압되어 있던 마음을 해소하고 자신의 논리에 대한 모순을 자각하는 기회를 제공합니다.
종교활동이나 샤먼의식을 통하여 무의식 속의 어린 마음을 다스리기도 하는데, 이 때 특정한 의식이나 기운으로 카타르시스를 경험하게 되며 그 과정에서 요동치던 감정이 안정되어 평온함을 느끼게 됩니다.

호흡을 통한 감정조절

복식호흡의 능숙한 단계에서 활용할 수 있는 방법입니다.

일반적으로 외부 또는 내부의 환경으로 일어나는 감정을 뇌로 받아들이고, 뇌는 몸 전체를 관장하고 오장육부를 움직이기 위하여 심장을 조절합니다.

뇌는 프로그램이며 심장은 엔진이며 발전기입니다.

심장에서 온몸으로 퍼지는 맥박은 단순한 것 같아도 오장육부의 모든 정보를 가지고 있습니다.

심장이 빠르게 뛰면 호흡이 거칠어지고 심장이 안정되면 호흡이 편안해집니다.

보통은 뇌가 심장을 통하여 호흡을 다스립니다.

호흡 수련으로 호흡을 잘 다스리면 심장을 다스릴 수 있고, 심장을 마음대로 호흡으로 다스릴 수 있으면 뇌를 다스릴 수 있습니다.

뇌를 마음대로 다스릴 수 있으면 심신(心身)을 자유자재로 다스릴 수 있습니다.

심장을 다스리는 호흡은 4번 차크라 호흡법입니다.

4번 차크라 호흡법

4번 차크라 또는 4번 차크라에서 왼쪽으로 두마디 정도 떨어진 심장에 집중합니다.

이곳에 코가 있다고 상상하며 호흡에 따라 이곳에서 바람이 들어오고 나간다는 느낌을 찾습니다.

호흡은 긴장을 풀고 복식호흡을 합니다.

호흡의 긴장을 다스리기 어려울 때는 만트라 호흡이 도움이 됩니다.

이렇게 호흡을 하면 심장의 박동이 안정되며 호흡으로 심장을 다스릴 수 있습니다.

감정적으로 문제가 있는 히스테리 상태 또는 감기나 신경계의 이상이 있을 때 4번 차크라 호흡이 매우 큰 효과가 있습니다.

특히, 감정적 문제는 병을 만드는 가장 큰 원인이 됩니다.

호흡으로 심장을 다스리는 것은 호흡으로 감정을 다스리는 것과 같습니다.

호흡으로 감정을 조절하는 것은 호흡으로 몸과 마음을 다스리는 것과 같은 이치입니다.

평온의 경지

마음의 동요가 사라진 평온의 경지에서 명상하면 여러 상태의 삼매를 경험하게 됩니다.
몸의 감각도 전과는 다르게 많이 이완된 상태에서 감촉을 느끼게 됩니다.
마음의 걸림이 없는 고요한 상태, 즉 삼매를 경험합니다.
이때 알아차림(sati)이 있는 상태의 삼매와 알아차림(sati)이 없는 삼매를 경험할 수 있습니다.
도가(道家)의 무념무상(無念無想)의 삼매는 알아차림(sati)이 없는 삼매를 이야기합니다.
알아차림(sati)이 없는 삼매를 경험하면 무극(無極)의 상태를 경험한 듯 하여 단견(斷見)의 견해로 해석하는 일이 많습니다.
만일 알아차림(sati)을 통하여 삼매에 이르렀다면 두 가지의 견해로 해석할 수 있습니다.
첫 번째는 상견(常見)의 견해입니다.
정견(正見)의 바른 공부가 없다면 누구라도 상견(常見)으로 해석하게 됩니다.
저의 경험을 토대로 이야기해 보겠습니다.
텅 비고 고요하며 맑은 빛에 둘러싸여 있는 존재를 경험하면, 그 존재는 항상 그러했으며 영원불변의 존재(Atman)로 느껴집니다.
따라서 영원불변의 그 무엇이 있다는 강한 체험으로 해석하여 신앙적이고 종교적인 상견(常見)의 견해로 해석하게 됩니다.
두 번째는 정견(正見)의 견해입니다.
정견의 견해는 경험만으로 갖추기에는 매우 힘든 견해입니다.
정견에 대한 바른 가르침이 있고, 가르침을 통하여 삼매를 분석하고 깊이 있게 사유하여야 합니다.
정견에 대한 깊은 사유는 견해의 성장을 만드는데,
삼매를 관찰하여 실상이 공(空) 함을 자각하고, 현상에 드러나는 모든 대상이 공(空)의 발현임을 명백히 알아야 합니다.
따라서 "일체의 모든 것은 조건 따라 일어났다가 조건이 다하면 사라진다" 이러한 견해를 깊이 있게 사유하면 무상(無常)과 무아(無我)를 확고하게 수용할 수 있으며, 더욱 더 견해가 성장하면 고(苦), 연기(緣起), 인과(因果), 윤회(輪廻)의 내용을 정당하게 수용할 수 있는 깨달음이 있을 것입니다.

어린 마음을 따라 성장하는 어둠의 힘

오래전 처음 삼매를 증득하고 조금씩 능숙해질 무렵 갑자기 치통과 두통으로 고생하게 되었습니다.
백방으로 치료를 해보아도 효과가 없었으며 특히 밤이 되면 통증이 극심해서 잠을 잘 수가 없었습니다.
어쩔 수 없이 명상을 하며 밤을 지새우는 일이 많았는데, 신기하게도 명상 중에 삼매에 가까워지면 통증이 완전히 사라짐을 경험했습니다.
이러한 증상이 공부와 관련이 되어 있다는 것을 알게 되었으며, 동시에 이런저런 영적 체험도 있었기에 이 현상이 시달림이라는 것을 알게 되었습니다.
그 당시 은사 스님께서는 미얀마에 계셨기에 저의 공부를 점검받을 수 조차 없었습니다.
어느 날 큰절 스님께서 은사 스님이 계신 수행처에 가신다는 소식을 듣고 저의 상황을 편지로 은사 스님께 전하였습니다.
시달림을 끌어안고 공부하는 것이 너무 힘들었습니다.
밀교와의 인연도 있었지만 시달림에서 벗어날 수는 없었습니다.
그러던 어느 날 아무런 소식도 없이 은사 스님께서 저를 찾아 왔습니다. 너무도 놀랍고 반가웠습니다.

스님께서 그동안 얼마나 열심히 수행하셨는지는 너무도 맑은 눈빛과 깡마른 몸을 통하여 느낄 수 있었습니다.
스님께서는 다른 무엇보다 저의 문제를 심각하게 여기어 귀국과 동시에 저를 찾아와 주셨습니다.

은사 스님과 나누었던 공부법을 전하며, 이 인연으로 영적 시달림으로 고생하는 분들께 도움이 되었으면 합니다.

"어둠의 힘에 맞서라!!"

어둠의 힘 특징

1. 지배력이 강하다.
2. 악심(惡心)을 일으킨다.
3. 감각적 욕구와 욕망을 부추긴다.
4. 안 좋은 감정을 발생시키고 증폭시킨다.
5. 불안을 조성하고 공포심과 불신감을 조장한다.
6. 자기파괴와 파멸에 이르게 한다.

영적인 정보의 문제로 인한 증상

1. 신병: 어둠의 힘을 가진 대신이 몸에 숨게 되면 몸의 일정한 부위가 아프며, 오랜 기간 치료하여도 나아지질 않습니다.
   병명도 없이 아프다면 의심해 볼 필요가 있습니다.

2. 빙의: 어둠의 힘을 가진 대신이 마음에 숨으면 그로 인하여 일어나는 마음작용이 본인의 마음인 듯 착각하게 됩니다.
   분노조절 장애, 우울증, 조현병, 등의 마음의 병이 올 수도 있습니다.
   빙의 정신질환은 병원 진단이 가능합니다.

어둠의 힘을 극복하기 위한 공부

알아차림(sati)의 힘을 가지고 아래와 같이 대응하면 90% 이상 해결됩니다.
하지만 전생의 업(karma)과 관련된 것이라면 완전하게 해결되지 않습니다.

어둠의 힘을 명확히 알아차린다.

1. 너는 나에게 알려졌다.
2. 너는 나에게 밝혀졌다.
3. 너는 나에게 드러났다.
4. 나는 너에게 더 이상 속지 않는다.

전생의 업과 관련된 시달림

명상을 통하여 삼매에 이르기 전 마음의 영적 정보를 넘어서면 전생의 업력(業力)에 더 이상 영향을 받지 않습니다.
이렇게 특별한 상태에서 시달림은 사라지지만, 삼매의 힘이 약해지면 다시 시달림을 겪게 됩니다.
이를 경험 삼아 수행함에 게으름 없이 꾸준히 노력하여야 합니다.

견해의 성장으로 가는 지름길

오랜 세월을 몸 공부와 마음공부에 많은 공을 들였습니다.
그리하여 마음의 응어리를 풀어내고, 어린 에고(ego)를 다스리는 여러 방법을 익혔습니다.
마음의 문제를 해결하는 단계는 성장을 위한 준비입니다.
다시 말하면 주어진 과제를 푸는 일이며, 새로운 단계의 진입은 아닙니다.
마음의 문제는 사람마다 제각기 다르기에 다스리는 방법도 정해진 것은 없습니다.
어찌하든 문제의 해결을 위한 강을 건너면 됩니다.
강을 건너감에 배를 타든, 뗏목을 타든, 헤엄을 치든, 다리를 놓든,

인연 따라 자신에게 맞는 적합한 방법을 찾아 문제를 해결하면 됩니다.

문제를 해결하는 것과 진리를 자각하고 견해를 성장시키는 것은 다른 문제입니다.

문제를 해결하는 과정에서 생긴 사견(私見)으로 인하여 신앙에 빠지거나 샤먼에 빠진다면 바른 견해의 성장은 어려워집니다.

그렇다고 종교 생활을 부정하는 것은 아닙니다.

당신이 현재 부처는 아니지만, 부처가 될 가능성을 가지고 있다는 것을 자각하기 바랍니다.

신앙에 빠지면 신을 추앙하는 사람에 불과하지만, 종교의 본래 의미를 받아들여 뛰어난 가르침으로 공부하고 수행한다면 당신 스스로 부처의 가능성에 가까워질 것입니다.

견해를 성장시키는 것은 성인들을 추앙하는 것이 아니며, 성인들의 가르침에 의지하는 것입니다.

바른 견해를 자각하고, 바른 견해를 사유하며 그 사유를 통하여 깨달음을 실천하는 것이 견해 성장의 지름길입니다.

견해의 성장은 곧 인간성의 성장이기에 궁극적으로 추구해야 할 방향입니다.

저 / 자 / 소 / 개

■ **화리(和理)**

서울에서 태어났으며 불무도(佛武道)에 입문하여 1987년 불무도 사범. 1997년 명상수련센터를 개원했다. 현재 대구에서 명상보급에 전념하며 동양철학을 바탕으로 한 내가권(태극권, 형의권, 팔괘장)을 통하여 몸공부와 마음공부를 균형 있게 접목하고 있다.

E-mail : co2075@naver.com

함께하는 명상여행

1판 1쇄 인쇄 — 2024년 9월 26일
1판 1쇄 발행 — 2024년 9월 30일

저　　자 - 화리(和理)
발 행 인 - 강철원
발 행 처 - 양성원
주　　소 - 경기도 파주시 검산로 173번길 29-12
전　　화 - 031-946-3861(代)
팩　　스 - 031-946-3864
이 메 일 - tnwpub@naver.com
홈페이지 - tnwpub.co.kr
출판등록 - 2015년 8월 31일 제 2015-000211 호

ISBN 979-11-6126-532-2

정가 20,000원